鼻の先から尻尾まで

神経内科医の生物学

岩田 誠
IWATA MAKOTO

中山書店

目次

鼻の先から尻尾まで　神経内科医の生物学

はじめに　神経内科とは？ ……………………………………… 003

第1話　　鼻が先頭 ……………………………………………… 007
第2話　　目玉の不思議 ………………………………………… 013
第3話　　目玉を動かす筋肉 …………………………………… 021
第4話　　ヒトの鰓孔 …………………………………………… 029
第5話　　片頭痛は脳の病気？ ………………………………… 035
第6話　　きゃしゃな顎と頑丈な顎 …………………………… 041
第7話　　「顔面神経痛」なんて・・・ ………………………… 047
第8話　　馬が蠅を追うとき …………………………………… 053
第9話　　顔面神経膝交叉 ……………………………………… 059
第10話　　味覚の神経 …………………………………………… 065
第11話　　決死的交差点 ………………………………………… 073
第12話　　"むせ"れば安全 ……………………………………… 081
第13話　　偽りの核の葛藤 ……………………………………… 087
第14話　　見返り美人の神経 …………………………………… 095

第15話	のどから出た手	103
第16話	首の進化論	113
第17話	神様の失敗1	121
第18話	痛む首	129
第19話	肩とはどこか	135
第20話	丼を出す手	141
第21話	筋肉球	147
第22話	短掌筋の藤田現象	153
第23話	混み合う手根管	159
第24話	胸と背中の汗	165
第25話	胴体の痛み	171
第26話	神様の失敗2	177
第27話	足を見る	185
第28話	ねじれた後脚	191
第29話	足の裏を擦りたいわけ	199
第30話	ヒトの尻尾	207

鼻の先から尻尾まで

神経内科医の生物学

本文 イラスト　村松ガイチ

はじめに
神経内科とは？

　かつて私たちがまだ青年神経内科医だったころ，仲間同士で「神経内科はどのような科ですか？」という質問があったときにどう答えようかと話し合ったことがある．ある仲間はすかさず，「難病を扱う科ですよ」と答えればよいと言った．そのころ，わが国では特定疾患に対する医療費負担の制度が次々と定められ，「難病」という言葉が世の中に定着しつつあった．実際，スモン，パーキンソン病，筋萎縮性側索硬化症，脊髄小脳変性症，多発性硬化症，重症筋無力症等々と，神経内科疾患の代表的なものは早々と「難病」として指定されたのであるから，彼の言には一理あったが，どうもイメージが暗くなってしまう．「神経内科は難病を扱う科なり」などと言えば，治療できない病気ばかりを相手にして何の役に立つんだ，という巷の声が今にも聞こえそうであり，私たちの存在基盤が脅かされることにもなりかねない．するともう一人の仲間が「神経内科は最も重い科だ」と答えればよい，と言った．神経内科は，脳と脊髄と末梢神経と，それに筋肉の病気を扱っているのだから，残りは皮膚と骨と血液と，それから内臓だけになる．このうち皮膚と内臓にはたくさんの末梢神経があるし，骨にだって表面までは神経が行っている．だから，全身のなかで神経内科の診療と関係ないのは，骨の中身と血液ぐらいのもので，取り扱う組織重量から言えば一番重

くなるはずだ，というのが彼の意見であった．しかしこれも気負っていたわりには理屈が過ぎて，直感的なインパクトに乏しい．私自身は「頭の天辺から足の裏まで余すところなく診療する科ですよ」と言いたいと思った．それは，人体のすべてをまるごと診療の対象としているんだから，診察に時間がかかって大変なんですよ，といういささか自己弁護的な答えでもあったが，ともかく，全身に張り巡らされたネットワークとしての神経系すべてを診療の対象とするんだ，という自負の証でもあった．

しかし，年を経て今振り返ってみると，「頭の天辺から足の裏まで」ではなく「鼻の先から尻尾まで」と言うべきだったと気づく．その当時，脊椎動物の最先端は鼻であり，最後尾は尻尾であることに気づかなかったことはうかつであった．このことは，人体の感覚神経の分布を示す皮膚分節（dermatome）を一見すればわかる（**図1**）．「頭の天辺から足の裏まで」では，人体の最先端と最後尾の診療を放棄することになってしまう．神経系のすべてを対象にしようというのであれば，「鼻の先から尻尾まで」が神経内科の診療範囲であると言わなければならない．そこで，ここに定義のし直しを宣言したい．「神経内科とは何か？」という問いに対し，今の私は，「それは鼻の先から尻尾までを診療の対象とする診療科です」，と答えたい．神経内科の診療というものは，この鼻の先から尻尾までの間で起こってくる，すべての事象を検討対象としている．そしてその検討方法の基本は，神経症候学，すなわち問診と診察という古典的な方法である．神経症候学という営みは，鼻の先から尻尾までにわたっての，各領域に対する問いかけと観察という作業

四つ足姿勢をとると鼻が先頭で尻尾が最後尾となる

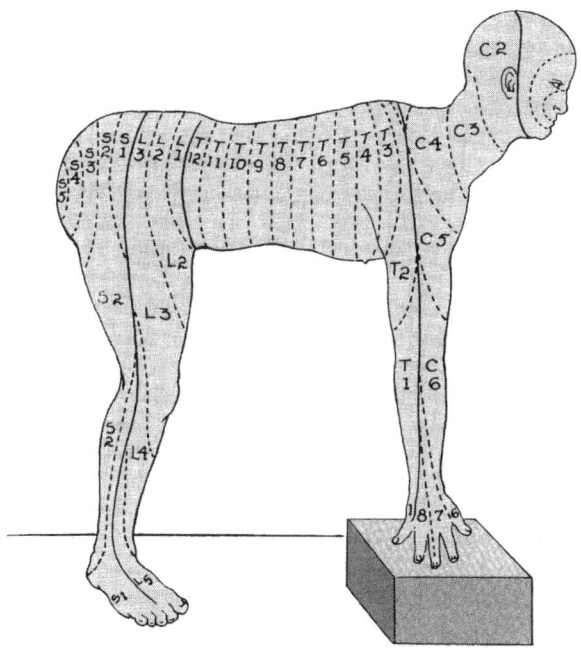

図1：ヒトの感覚の皮膚分節（dermatome）
(Chusid JG, McDonald JJ : Correlative Neuroanatomy and Functional Neurology, 12th ed.Lange Medical Publication, Maruzen Asian Edition, 1964, p197 より)

から成り立っている．問いかけと観察という作業を具体的に言うならば，何らかの刺激を神経系に与え，それに対して現れてくる何らかの反応を観察するということになる．言い換えるなら，神経内科医の診療というものは，鼻の先から尻尾までの様々な領域に対し，何らかの刺激を与え，その反応を観察することから成り立っていると言える．

しかし，神経内科医であると同時に，生物学全般に興味を抱く私にとっては，この時にもう一つの忘れてはならない検討事項が生まれてくる．それは，神経系の進化，特に生物の体の成り立ちの進化という問題である．ヒトが生物界の独立した存在であるということは，他にも多くの独立した存在があるということであり，それらの多様に富む生物界の中で，われわれヒトは進化史上一体どのような位置にあるのだろうかということは，常に私の念頭にある．そのような観点からみると，これまでごく当たり前に思われていた事実が，俄に新しい意義を持ち始めたりすることが少なくない．また，種ごとに多様で，一見極めて複雑に見える生物体の形が，実はごく単純な基本形からの変容(metamorphisis)から成り立っていることを知って，その造化の妙に感嘆の声を挙げたくなることも多い．私は，日常的に繰り返される小さな発見に対し，いつも観察者としてのささやかな喜びを感じてきた．そして気が付いたのは，このような観察者としての小さな喜びの対象のすべては，文字通りヒトの体の全体，すなわち「鼻の先から尻尾まで」を隙間なく観察しているからこそ経験できるのだということである．

　この書物は，そんな「鼻の先から尻尾まで」を日常的に診療の対象としている一介の神経内科医が，日常臨床の中で出会う物事を，どのように観てきたかを，文字通り「鼻の先から尻尾まで」の順番に従って，あらためて振り返ってみたことの記録である．異なった角度からこれらの部位に触れてみられる他領域の方々にも，神経症候学的見地でたどる「鼻の先から尻尾まで」の観察に，しばしお付き合い願いたい．

第1話

鼻が先頭

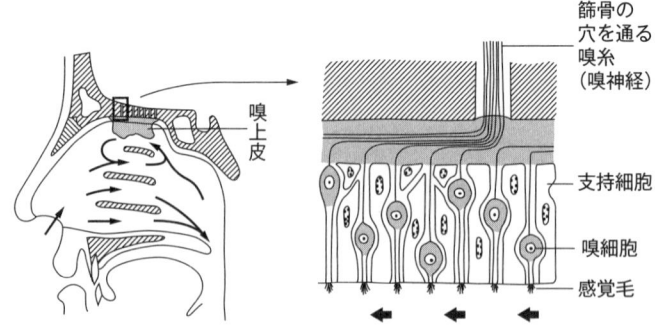

図2：嗅細胞と嗅神経
（三木成夫：生命形態学序説―根原形象とメタモルフォーゼ．うぶすな書院，1992, p164 より）

人体の先頭に位置する鼻の内側には鼻粘膜があり，その鼻粘膜の奥には，嗅上皮というニオイの検出器である嗅細胞を有する部分がある．嗅細胞は，嗅神経と呼ばれる軸索を出し，この神経は頭蓋骨の小穴を通り抜けて前頭葉の下側にある嗅球の神経細胞とシナプスを営む（図 2）．このように，嗅細胞は立派な神経細胞であるのだが，他の神経細胞と違って活発な再生能力を持っており，しょっちゅう新しい細胞と入れ替わっているという．個々の嗅細胞は，ある特定の化学物質に対する受容体を持ち，ある決まった種類のニオイに対して選択的に反応すると言われている．さすれば，古い嗅細胞が新しい嗅細胞に入れ替わる時には，同じ受容体を受け継いでいかないと，ニオイに対する感受性が絶えず変わってしまって，困ったことになるだろう．そんなことが起こらないように，きっと特定のニオイ受容器は，駅伝のタスキのように次々と後継嗅細胞に受け継がれていくのだろう．

　さて，この嗅神経や嗅球がおかされればニオイがわからなくなってしまう．しかし，神経内科の病気が原因で嗅覚障害が生じるということは，脳腫瘍や脳外傷などの脳神経外科疾患以外にはあまりないというのが，これまでの常識であった．ところが，アルツハイマー病やパーキンソン病の病変が，嗅神経の行き先である嗅球に出現することが明らかにされ，この病気の初期症状としての嗅覚障害に注目が集まってきた．しかし，これを実際の診療に役立てる段になると，なかなか難しい．

　最近物忘れが目立つようになってきたという老婦人を，友人が紹介してくれた．「嗅覚低下があるので，アルツハイマー病

の初期だと思います」という彼の鋭いコメントにすっかり感心して，早速滅多に使わない嗅覚検査用の紙煙草を取り出し，この婦人の鼻の前に出してみると，確かに何もニオイがしないと答える．"ニオイ音痴"を自認している私にさえはっきりと感じられる程のニオイが全然わからないということなので，これは明らかな嗅覚消失である．しかし，付き添ってこられたご主人によく尋ねると，若い頃から蓄膿があって，ニオイには鈍感だったという情報が得られた．このようなわけで，臨床の場での嗅覚障害の意味付けは大変に難しい．

　パーキンソン病では，その初期から嗅覚障害が生じることも，神経内科領域における，最近の大きな話題の一つである．その責任病巣としては，嗅球病変だけでなく，そこからの入力を受ける嗅内野皮質や扁桃体の病変にも，関心が集まっている．パーキンソン病の症状の中心は，手の震えや動作緩慢，筋固縮などの運動症状であるが，これに先立って嗅覚障害が生じるのではないかという仮説は，パーキンソン病の運動症状が発現する前に，この病気を診断できるのではないかという可能性を示唆するという点で，極めて大きな問題となっている．何故なら，モノアミン酸化酵素 −B 阻害薬であるセレギリンという薬剤は，パーキンソン病の進行を抑える効果があるのではないかという期待がもたれているが，もしそうであるならば，運動症状発現前にパーキンソン病を診断し，その時点でセレギリンの投与を開始すれば，パーキンソン病の運動症状が出現してくることを予防できるのではないかと考えられるからである．しかし，アルツハイマー病におけるのと同じように，鼻炎や副鼻腔

炎などを繰り返して嗅覚が低下している人や，私のごとく先天的に嗅覚の識別能力の低い者など，嗅覚における健常者の定義が容易ではないことを考えると，どうも実用性という点では，まだまだ問題が多いのではないかと思われる．

　最近，フェロモン様物質なるものに注目が集まっている．フェロモンとは本来，カイコガの性誘引物質として見出されたものだが，同様の物質はヒトを含む哺乳類でも，集団生活する女性の性周期を同調させたり，性誘因物質として作用したりすることが指摘されている．このような物質の多くは，性ホルモン類似の物質のようであるが，ニオイとして感じないほどの極めて微量でも効果があるという．ごく微量のフェロモン様物質を混ぜて，異性を強力に惹きつけるとうたった化粧品もあるようだが，効果のほどはどうなのだろうか．面白いことに，フェロモンを感知するのは，嗅神経ではなく終神経（nervus terminalis）だという説がある．脊椎動物の頭部の皮膚・粘膜の感覚は，鰓孔を囲んで発生した鰓弓神経によって受容される．ヒトの場合，その第1番目は三叉神経の第1枝，すなわち眼神経であるが，脊椎動物の大部分では，眼神経よりさらに前方に，終神経という感覚神経が存在する．これが本当の第一鰓弓神経だというのである．ヒトは，進化の途上でこの終神経を失ってしまったため，眼神経が第1番目の鰓弓神経になってしまった．終神経と同じ仲間の鰓弓神経の中には，味覚を受け持っている鼓索という立派な化学物質の受容神経があるのだから，終神経がフェロモンを感知していたとしても不思議はないが，そうなると疾に終神経を失ってしまったヒトはフェロモン

感知神経を持っていないということになってしまい，具合がよくない．さすれば，フェロモンを感知するのは，やはり嗅神経なのだろうか．それなら，アルツハイマー病やパーキンソン病の初期診断にフェロモンを使えないだろうか，という考えも生まれてくる．しかし，ひょっとすると私たちの鼻先のどこかに終神経のなごりがあるのかもしれない．とすれば，それも面白いではないか．神経内科の診療範囲が少し広がるのだから．

◆参考文献
1) 小野田法彦：脳とニオイ―嗅覚の神経科学．共立出版，東京，2000．
2) Iijima M, Kobayakawa T, Saito S, et al: Smell identification in Japanese Parkinson's disease patients: Using the odor stick identification test for Japanese subjects. *Internal Med* 47: 1887-1892, 2008.
3) Romer AS: The Vertebrate Body, Shorter Version, 3rd ed. Saunders, Philadelphia and London, 1963, pp 344-346.

第 2 話

目玉の不思議

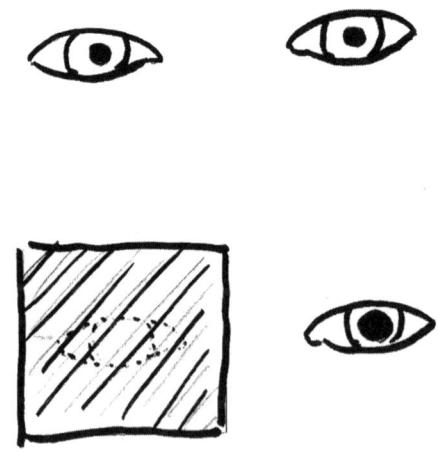

図3：片目をふさぐと反対側が散瞳する

或る日入浴中，なけなしの髪を洗い終えて鏡の中を見つめた時，実に不思議なことを見つけた．片目をふさぐと，反対側の瞳孔が大きく拡がるのである．最初は，鏡を見ながらタオルで顔を拭いている時に気がついた．そうやって，鏡の中で自分の瞳孔のサイズが変わるのを不思議に思って，いろいろ試してみると，両目を開けている時に比べ，片目をつぶった時には，開いているほうの目の瞳孔が散大するらしいということに気がついた．ひょっとすると，これは我が家の風呂場の照明の影響ではないかと思い，風呂を出てから机の前に座って，鏡の中の自分の瞳孔を見つめながら，手で片方の目をふさいでみた．すると，ふさいだ側の反対の目の瞳孔ははっきりと散大する．どちらの目をふさいでみても，起こることは同じであり，反対側の瞳孔が拡がった．しかしこれは私だけに生じる特殊な現象ではないかと思い，それからしばらくの間，外来で診察する全ての患者さんで，両目を開いている時の瞳孔のサイズに比べて，片方の目をふさいだ時の開いている側の瞳孔のサイズがどう変化するかを観察してみた．すると，全ての患者さんで，片目をふさぐと反対側の瞳孔が散大するという現象（**図3**）が確認された．ところが，神経眼科学や神経内科の教科書のどこを読んでみても，そのような現象のことは書いてない．神経眼科専門の偉い先生方も，こんなことには気づいていないのだなあと思って，少し得意な気持ちになった．

　さてお次は，この現象の成り立ちを説明しなくてはならない．網膜に受容する光の量に従って瞳孔の径が変化する対光反射については，どんな教科書にも記載されている．光量が増加すれ

ば縮瞳が生じて，網膜に到達する光が強くなりすぎないように自動調節がなされると説明されている．しかし，この反射の反射量を決定する入力が，両眼の網膜で受容する光量の和，あるいは平均であるとまでは，これまで気がつかなかった．瞳孔の対光反射の遠心路は，Edinger-Westphal核のニューロンであり，ここから出た副交感神経節前線維は，動眼神経の一部として眼球に向かうが，この仕組みを解説した図を見ると，片側のEdinger-Westphal核には，左右両眼の網膜から来る入力線維が入ってきていることが示されている．そうだとすれば，片目をふさげばこの核への光の入力が減るのは当たり前で，私が風呂場で気づいた現象も，当然のことなのであり，小躍りして喜ぶほど新しい発見ではなかったわけである．

　しかし，自らの身体において，このような思いがけない現象に出会うことは面白いと思ったので，これを学生の教育に使うこととした．私が勤務していた東京女子医科大学医学部では，2年生の秋の学期が始まると，すぐに臨床診断学総論という講義があり，私はその講義を担当することになった．2年生では，まだ基礎的な人体生物学を習得したばかりで，病気のことは何も習っていない．そのような学生に対する講義として，一般的な病気の診断学を教えても意味がないのではないかと考えたため，自分の体とその働きにつき，とことん自己観察してみることを課題とする実習講義を試みてみた．例えば，ここにのべた瞳孔の観察がその一つである．学生たちには，予め小さな手鏡を持ってくるように告げておき，まず手鏡の中に映る自分の瞳孔の直径を物差しで測らせる．そしてその測定値が何mmで

あったかを，2 mm から 5 mm まで，1 mm 刻みで挙手させてみる．こうすると，圧倒的に多いのは 3 mm，4 mm であり，2 mm 未満のものや，5 mm を超えるものはまずいないことが確認できる．健常者の瞳孔径がどれほどのものなのかは，こうして体験的に学習される．こうしてから，今度は，手鏡で片目を見つめつつ，反対側の目を空いた手でふさいでみるようにと言うと，しばらくして，学生たちからは「おーっ」というどよめきの声が上がるのが常であった．その後，学生たちには，瞳孔を観察しながら，反対側の目を，繰り返し覆ったり開けたりするようにと言う．学生たちは，そのような操作で，瞳孔が拡がったり小さく閉じたりする様を見てびっくりするのが普通である．「どうしてこんなことが起こるのかを自分で考えておきなさい．でも答えは教えません」というのが，私が学生に課する学習なのである．

　学生と行う目玉の実験には，ヒトの視野を調べてみるものもある．この実験では，一人の学生に協力者になってもらう．協力者には，黒板の向かって右端のほうの，1 メートルほど手前に立ってもらい，その目の高さのところに×印をつけ，右手で右目を覆っていてもらう．そして彼女には，目を動かさずにじっと×印だけを見つめているようにと頼む．さて，そこで私は黒板の直ぐ手前の向かって左の端のほうから，彼女の目の高さ辺りのところで，赤いバラの造花の茎をもち，花を上下に揺らしながら彼女のほうにゆっくりと近づいていきながら，何が見えたかを告げてもらうと，視角にして約 60-70 度程度の所で「何かが動いているのが見えます」と答えてくれる（**図 4**）．

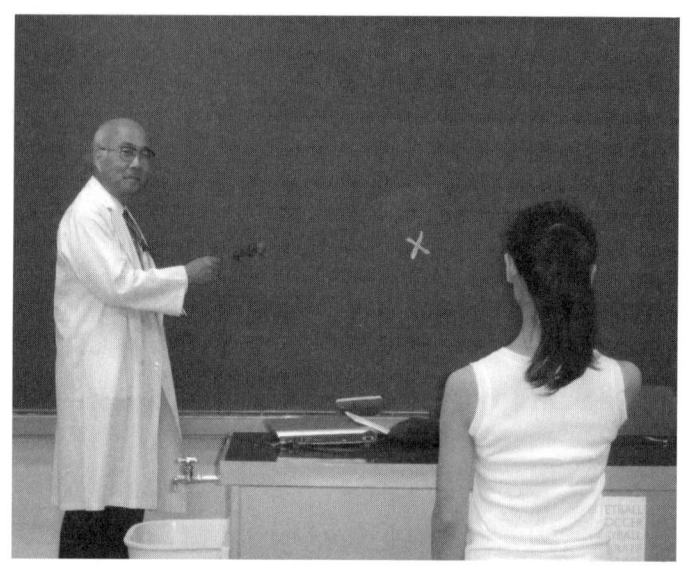

図4：視野の実験

そこで私は立ち止まり，何色のものが動いているかを問うと，「色は良くわかりません」と答えてくれる．そこで私は再び造花を上下に揺らしながら×印のほうにゆっくりと近づいてゆくと，視角約35度あたりで，今度は学生が「あっ，赤い色です」と答えてくれるので，また立ち止まり，赤い色の何が見えるかを問うが，彼女は「色はわかるけど，形はわかりません」と答えてくれる．そこで私がもっと近づいてゆき，バラの造花が×印の直ぐ近く，視角にして15度以下までに達すると，協力者の学生は，「あっ，赤いバラの花です」と答えてくれる．ここで実験は終了である．視野の最外側では，色も形もわからない

が物が動いていることは見える．すこし中心に近くなると，形ははっきり見えなくても色がわかってくる．しかしはっきりした形が見えるのは，視野の中心に極く近いところだけであるということが，これで皆にはっきりと判るのだ．しかし，私からその理由を説明することはない．何故こうなのか，自分で考えてみなさいというのが，私の与える課題である．余談だが，毎年のこの実験に協力してくれた学生さんには，実験用具となったバラの造花を進呈してきた．1年に1本ずつだったから，かれこれ10本ほど贈呈したことになるだろうか．

　私がこんなお遊びのようなことを教室で行ったのは，自分の身体機能の観察こそが臨床観察の基本だということを，学生たちに知ってほしかったからであり，患者さんの診察に入る前に，まず自分の体はどうなっているのか，自分の体の働きはどうなっているのかを，とことん観察する習慣を持ってほしいと思ったからである．物事をじっと観察すると，いくらでも面白い事実に気づくことが出来る．教科書に書かれている知識としてではなく，自ら体験した事実としての知識を身につけるような教育を行わなくては，良医は育てられないというのが，私の教育の信条だ．

◆参考文献

1) 藤野　貞：神経眼科臨床のために，第2版．医学書院，東京，2001．

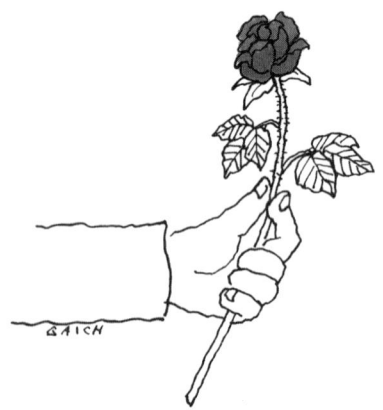

第3話

目玉を動かす筋肉

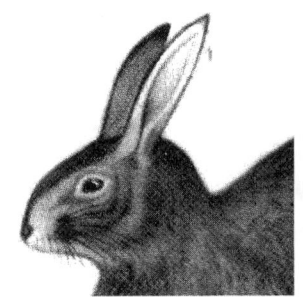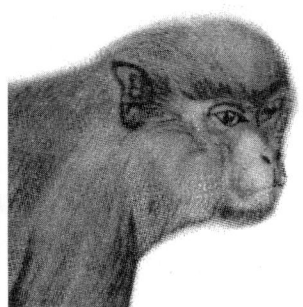

図5：ウサギの目は顔の側面につくが，サルの目は顔の正面に並んでいる
（内田清之助ほか：原色動物図鑑 學生版（陸棲動物篇）．北隆館，1954 より）

学生と行った目玉の観察には，もう一つ，重要な課題があった．それは，手鏡を見ながら自分の目玉が，最大限左右どこまで動くかを観察することである．各自，目玉をきょろきょろさせながらしばし観察して後，私の質問が始まる．それは，目玉を左右に出来る限り動かしたとき，動かした側に白目が残るかどうか，という質問である．まず，目玉を出来る限り内側，すなわち鼻側に動かした時，内側に白目が残った人は手を挙げるようにと言うが，この時手を挙げる学生は一人もいない．次に，目玉を出来るだけ外側，すなわち耳側に動かした時，外側に白目が残った人は挙手するようにと言うと，大多数の学生は手を挙げないが，数人の学生が手を挙げる．すなわち，健常者においては，眼球を内転させた場合に白目が残ることはないが，外転させた場合には，外転眼の外側に白目が残ることは決して稀ではないのである．

　目玉を上下左右に動かす筋肉，すなわち外眼筋は全部で6つあり，これらの筋肉はどういうわけか，3つの異なった神経によって支配されている．その中で最も幅を利かせているのは動眼神経であり，4つの筋肉の運動を一手に引き受けている．これに対し，残り2つの神経，すなわち滑車神経と外転神経は，それぞれ1つの筋肉だけを支配している．私は，何故このような不均等な役割分担が存在するのか，学生時代からずっと不思議に思っていた．そんな時，耳鼻科の講義で三半規管の働きについての話を聞いた．当時講師だった鈴木淳一先生が，動物の三半規管を実験的に刺激した時の，目の動きについての講義をされたのだが，我々学生には，その内容は難しすぎて，ちょっ

と理解しがたかった．しかし，その講義の中で聞いた極めて印象的な話だけは，今でも大変鮮やかに記憶している．それは，ウサギとサルでは，同じ実験をしても，目の動きが違うということだった．そこで，三半規管の一つを刺激すると，サルでは両眼が時計方向に回転するような眼振が起こるのに，ウサギでは片目は上に，反対側の目は下に動くような眼振が起こる．その理由は，サルの目は両眼とも前を向いているが，ウサギの目は左右を向いているので（図5），頭がある方向に回転する時，それに対応して見えるものが動かないように補正する眼球の動きは，目玉が正面を向いているネコやサルでは，眼球を反対方向に回転させて対応するのに対し，ウサギでは片目を上に，反対側の目を下に動かして身体の回旋を補正しなくてはならない．すなわち，脊椎動物の進化の途上，両側の目玉が顔の真ん中に正面を向いて並び，両眼視によって奥行きを判断する能力を発達させるようになってくると，目玉が左右に分かれていたときとは違った動きをしないと，見える世界が左右ちぐはぐになってしまう．だから，例えば，目の前の地面から何者かが空に向かって飛び上がったとき，それを目で追うときの眼球運動は，われわれヒトやサルの場合は，両眼に共通の上方に動く運動となるが，ウサギの場合には，右目は反時計方向，左目は時計方向への回旋運動をしないと，鼻先で上向きに飛び上がる何者かを目で追うことが出来ない．鈴木先生の講義の主題となった三半規管のことについては，ほとんど何も覚えていないのだが，動物の種によって眼球運動の意味が異なっているということを教えてくれたこの講義は，その後半世紀近くを経た今にお

いても，私にとっては強い印象を残してくれている．

　大学を卒業して3年目から4年目にかけ，私は東京医科歯科大学医学部の，第三解剖学教室の主任である萬年甫教授の助手をしながら，神経解剖学の勉強をしていたが，そこである一つの書物に出会った．それは，フュルブリンガー(Max Fürbringer)の編集した『脊椎動物比較解剖学ハンドブック(Handbuch der Vergleichende Anatomie der Wirbeltiere)』という，極めて大部のドイツ語の全集であり，そこにあった西成甫執筆になる，外眼筋の比較解剖学という章に，私は大変興味を持った．教室主任の萬年甫教授や，当時助教授であった三木成夫先生に伺うと，西先生は，東京帝国大学医学部解剖学教室の教授であった方であり，第一次世界大戦前にハイデルベルグ大学のフュルブリンガー教授の下に留学し，師の編纂するこの歴史的な出版物に，外眼筋と固有背筋の比較解剖学の二つの章を書くことを命じられたということであった．私は，大学の教養学部時代に第二外国語としてドイツ語を学んだ．しかし，余り一生懸命に勉強しなかったせいか，読解能力は甚だ低レベルである．その私でも比較的スラスラ読めるドイツ語の文章であるということに感激して，外眼筋の章を読み終えた．

　ある日，萬年教授から，江ノ島にお住まいの西先生をお訪ねすることになったが同行しますか，と尋ねられた．願ってもない機会と連れて行っていただき，外眼筋のことを質問したのだが，「もう昔のことですから，すっかり忘れました」と，あっさり断られてしまった．私の心は，一瞬残念な気持ちで満たされたが，しかし，その後に西先生が語られたことは，今でも鮮

明な記憶として残っている．当時，先生は，毎日タイプライターに向かわれ，仏典をエスペラント語に訳しておられた．なぜエスペラント語，という私たちの質問に答えて，84歳になられた先生は，静かに次のように語られた．

「ドイツ留学中に第一次大戦が始まり，ドイツと日本は敵国同士になってしまったため，私は敵国人としてドイツから追放されたのですが，ドイツの敵国である日本に直接帰ることは出来なかったので，一旦中立国のスイスに行き，そこからフランスに入って，マルセイユからの船で帰国しました．スイスからフランスに向かう途中，ジュネーヴから先ではフランス語圏ですが，私はドイツ語しか出来ないため，ドイツ語を話すと，周りの人々から再び敵国人扱いされて大変辛い思いをしました．そこで，戦争というものは，言葉が違って相互理解が出来ないために起こるのではないかと思ったのです．マルセイユから帰国する船の中でずっとこのことを考え続けて，はたと思いついたのが，エスペラント語でした．エスペラント語が作り出された真の目的を，その時はっきりと悟ったのです．私は，国際語としてこの言葉を広めれば，世界中の人々が理解しあえるようになり，戦争が起こるのを防げるのではないかと考えました．そこで，帰国後，日本にエスペラント語を普及させる仕事をしてきたのです．」

今日，エスペラント語は国際語としての意義を失い，国際語としては英語が幅を利かせるようになっている．しかし，西先生が言われた，相互理解を深めることが戦争勃発を防ぐことにつながるという考えは，決して色褪せるものではない．外眼筋

についての質問リストは無駄になってしまったが,思いがけず,もっとはるかに大切な人生の解答をお土産に頂いたことに満足して,老師のお宅を辞した.

◆参考文献
1) 鈴木淳一:眼振所見の解説. 耳鼻科臨床 59(増刊2号):293-314, 1966.

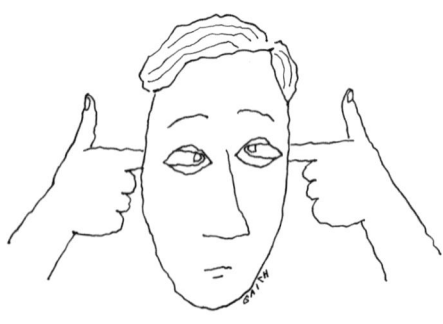

第4話

ヒトの鰓孔

ヤツメウナギ

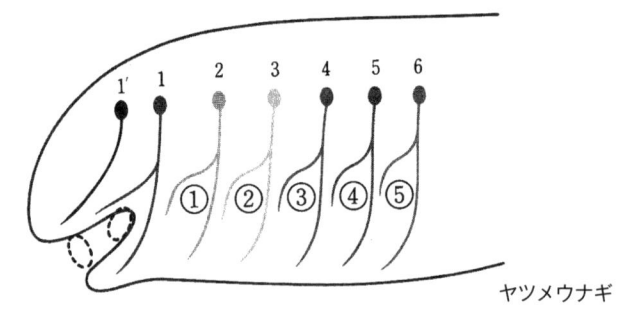

1, 2, 3, 4, 5：残った鰓孔と鰓弓の番号　1'：消失した先頭の鰓孔の神経
点線の部分は口に取り込まれた先頭の二つの鰓孔を示す．

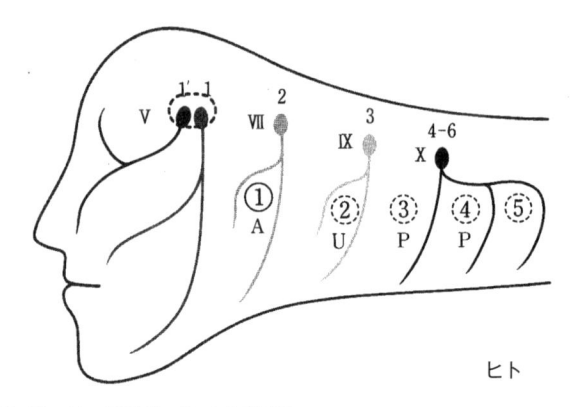

ヒト

A：外耳孔　U：扁桃腺　P：副甲状腺
V：三叉神経　Ⅶ：顔面神経　Ⅸ：舌咽神経　Ⅹ：迷走神経

図６：鰓孔と鰓弓──ご先祖様の場合（上）とヒトの場合（下）

脊椎動物の先祖は，ヤツメウナギの仲間だった．現代のヤツメウナギはいささか行儀が悪く，先頭にある本当の眼に続く7つの鰓孔（さいこう）をいつも開けっ放しているが，4億年前のデヴォン期の海底を這っていた遠いご先祖様はつつましく，おなかの下に鰓孔を隠していた．ケファラスピス（Cephalaspis）という名の，このご先祖様に魅せられた北欧の古生物学者ステンシオー（Erik Stensiö）は，この"魚"の化石の山の上に自らの家を建て，ここに閉じこもって石に埋もれた鰓孔の痕跡を，黙々と削り出していたという．そして彼の努力の結果，ご先祖様は10対の鰓孔を持っていたことがわかった．脊椎動物がもう少し進化して甲冑魚（かっちゅうぎょ）までくると，開けっ放しだった鰓孔は大分スマートになる．鰓孔の前後に軟骨の芯を入れて，これを筋肉で動かすことによって鰓孔を開け閉めする巧妙な仕掛けを授かったからだ．おまけとして，仕掛けを動かすためのエネルギー供給ルートの血管と，仕掛けに命令を与える神経も一緒に獲得した．そんなわけで，鰓孔の前後を囲む体壁には，骨格と筋肉と血管と，そして神経がワンセットになって埋め込まれるようになった．このようなワンセットは，鰓弓（branchial arch）と呼ばれる．

　鰓弓が整然と形成されるようになるのは，サメの時代からである．しかしここまで進化してくるうちに，ヤツメウナギの7つの鰓孔のうち前方の2つは口と繋がってしまった．口が大きくなって顎ができた代わりに，鰓孔の数は5つに減り，それを取り囲む鰓弓は6つという数に落ち着いた．ヒトにも鰓孔はちゃんと残っている．耳の穴，すなわち外耳孔は，鼓膜が

破れさえすれば，今だって身体の外から口の中までつながった立派な鰓孔である．サメ時代，これは第1番目の鰓孔だった．そのときの第2鰓孔は，できかかった鰓孔の内側の凹みだけが扁桃腺として残っているが，外側との通路は消えてしまった．それより後の鰓孔も，副甲状腺や胸腺といった組織を生み出す原基にはなったが，外界との交通路はおろか，凹みだになくなってしまっている．

　ヒトの鰓孔はこのように退化してしまっているが，鰓弓の面影はまだかなり残っている．骨格を手がかりにこれを探していくと，第1鰓孔である耳の穴の前にできた第1鰓弓は下顎骨と耳小骨の中のツチ骨とキヌタ骨，第2鰓弓はアブミ骨と茎状突起，そして舌骨小角として残り，第3鰓弓は舌骨大角，第4鰓弓は甲状軟骨になり，第5鰓孔は消えて輪状軟骨が第6鰓弓からつくられた．

　ところがこれらの鰓弓に組み込まれた神経は，骨格よりもっと色濃く過ぎ去った遠い昔のご先祖様の太古の姿を，ほとんどそのまま残している．各鰓弓の神経はその鰓弓に行くと同時に1つ前の鰓孔の前方にも伸び，鰓孔を前像に取り囲んでいるが，先にも述べたように前から2つ目までの鰓孔は口と繋がってしまったため，本来の第1番目の神経は鰓孔の後部にいく枝のみが残り，2番目の神経は口の上と下に分布する神経となる．そしてこれら3つは合体して三叉神経となった．というわけで三叉神経の枝分かれは，われわれがケファラスピスの末裔であることを示すダビデの星である（**図6**）．

　さて，神経内科医として，私がこだわる言葉に「三叉神経痛」

がある．三叉神経痛というのは本来，三叉神経の3つの枝のどこかに，ほんの数秒間発作的に生ずる痛みだけを起こす病気のことであり，最近では頭蓋内の動脈による三叉神経根の圧迫が原因だと言われている．この病気では，1日何十回という発作をもっている人でも，残った1日のほとんどの間はまったく痛みがないし，感覚が鈍くなったり，逆に感覚過敏になったりという客観的感覚障害もなく，また三叉神経の圧痛もない．私たちはこういうものだけを"三叉神経痛(trigeminal neuralgia)"と呼び，客観的な感覚障害がみられる場合は"三叉神経領域の痛み(trigeminal pain)"とか"顔面痛(facial pain)"と呼ぶ．ところが，三叉神経がある場所に生ずる痛みであれば，持続的であろうが，感覚障害を伴っていようが一向におかまいなく，三叉神経痛と呼んでしまう医師が多いのが，気になるのである．英語では区別できるのだが，日本語はこの点不便である．本来なら"三叉神経痛"は，"三叉神経・神経痛"と呼ばれるべきであり，三叉神経領域の痛みは"三叉神経・痛"とすべきであった．そうすれば混同はなかったろう．"三叉神経・痛"は副鼻腔や鼻咽頭，あるいは頭蓋底の炎症や腫瘍などの症状であることが多い．

　私たち神経内科の医師は，この2つが混同されているとどうしても腹が立ってしまうのだが，そう目くじらを立てるほどのことでもない．ある日，私の前に現れた患者さんは友人の医師から「三叉神経痛」という診断で紹介されたが，痛みは持続的で第2枝の領域にはっきりした感覚過敏があり，また圧痛もあった．私は「かくかくしかじかにて，これは三叉神経痛で

はなく，三叉神経領域の痛みというべきであり，副鼻腔炎のような原因による二次的なものの可能性が・・・」と返事を書いた．ところが，検査を進めるうちに感覚過敏も圧痛もまったくなくなってしまい，数十秒間の発作的な痛みを繰り返すだけになってしまった．おまけにこの病気の特効薬カルバマゼピンで，発作がほとんど消えてしまった．どこから見ても立派な三叉神経痛になったのである．しかし，念のために歯科でみてもらったところ，上顎の歯根に膿が溜まっていた．これを治療したところ症状はすっかり消えてしまい，カルバマゼピンも不要になってしまった．用語の誤りを厳しく指摘した私の糾弾の根拠は，これで消えてしまったのである．

　だからといって，やはり"三叉神経痛"という言葉は正しく使ったほうがよい．この患者さんも，ともかく最初の時点では"三叉神経領域の痛み"であり，三叉神経痛ではなかった．だからこそ歯科に紹介しようという気にもなり，誤診を免れたのである．

◆参考文献
1) Romer AS: The Vertebrate Body, Shorter Version, 3rd ed. Saunders, Philadelphia and London, 1963, pp 243-250.

第5話

片頭痛は
脳の病気？

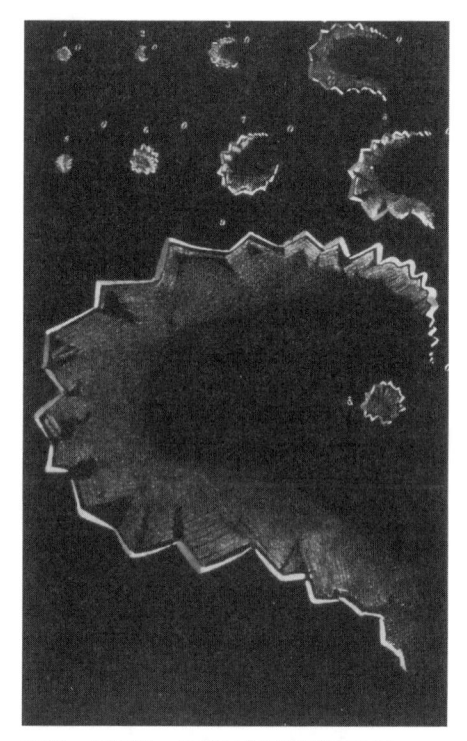

図7：エアリーの描いた閃輝暗点の図
(Liveing E: On Megrim, Sick-Headache, and Some Allied Disorders: A Contribution to the Pathology of Nerve-Storms. J & A Churchill, 1873 より)

片頭痛というのは，遺伝子の異常で生じる病気の名前であるが，未だに多くの人々が，頭の片側が痛くなることだと思っている．確かに，片頭痛は，頭の片側が痛くなることが多いのは事実であるが，いつも片側というわけではなく，両側や後頭部全体，あるいは頭全体が痛むことも多いし，頭の片側が痛む病気には片頭痛以外にも沢山の異なったものがある．

　片頭痛が人類の歴史上いつごろから存在するのかは明らかでないが，メソポタミアの粘土板や，エジプトのパピルスには片頭痛と思しき激しい頭痛に関する記載がなされているというから，人類が文字を発明した頃には，すでにいくらでも見られた病気であったものと思われる．しかしこのような激しい頭痛がなぜ起こるかについては，長い間全く分からなかった．だが，鉢巻のようなもので頭を締め付けると，頭痛が和らぐことは，古くから知られていた．シェイクスピアの『オセロ』では，オセロを突然おそった頭痛に対し，デスデモナが，これで縛っておけばすぐよくなりますわ，といって渡したハンカチが，彼女の命取りになるのである．芝居の中でこんな台詞をしゃべらせたシェイクスピアは，ひょっとすると彼自身片頭痛もちだったのではないかと，私はひそかに思っている．

　鉢巻で縛るというのは，頭部の動脈を圧迫して血流を減らすためである．片頭痛では，頭部の動脈が拡張し，動脈の周りに絡みついた三叉神経の線維を，拍動するたびに引っ張って刺激するため，拍動性の頭痛が生じると考えられているので，確かに鉢巻は役に立ちそうな手段であると思われる．しかし，その動脈の拡張はどうして生じるのかは，つい最近に至るまで明ら

かでなかった．現在では，頭の動脈が拡張するのは，これに絡み付いた三叉神経の線維から，血管を拡張させ，炎症を起こさせる物質が放出されるためと考えられている．そしてその血管拡張物質の放出が起こるのは，大脳皮質における神経活動の異常であることも明らかにされてきた．片頭痛の遺伝子は，そのような神経活動の異常を起こしやすくする遺伝子であると言われている．

　片頭痛の患者には，歴史に残るような傑出人が多い．米国の大統領の中では，ジェファーソンやグラント将軍が，片頭痛もちとして有名である．グラント将軍は，北軍の総司令官として南北戦争に勝利を収めたが，1865年4月9日，南軍の総司令官リー将軍がアポマトックにて，白旗を掲げて降伏にやってきたとき，グラント将軍は片頭痛発作の真っ最中であり，ともかく早く会談を終わらせ，横になりたいとそれだけを念じていたという．そのため，南軍に対する降伏条件は，予想外に寛大なものとなった．

　今では，片頭痛発作の頭痛を抑える有効な薬が幾種類もあり，発作に対する恐れを抱く人は少なくなっているが，有効な薬剤が全くなかった当時，発作に対する恐れと苦しみは，想像を絶するものであったと思われる．音楽家ショパンも，10代から激しい片頭痛発作に苦しんだ一人であった．彼の作曲したピアノ・ソナタ第2番の第3楽章は，葬送行進曲として有名であるが，無表情に刻まれていく重々しい絶望的なリズムは，片頭痛発作時における頭痛の拍動を思わせる．このソナタ全体は，彼の死に対する不安を表現していると言われており，通常は彼

の命を奪った肺結核がその不安の対象とされている．しかし，このソナタの4つの楽章を通して私が感じるのは，彼が経験した片頭痛発作の耐え難い苦しみの表現である．発作の到来を予感させる不安げな第1楽章は，片頭痛発作の予兆期を表わしているように思われるし，第2楽章には，急激に襲ってくる頭痛に対するどうしようもない恐怖が表現されているようだ．そして第3楽章の葬送行進曲の重々しいリズムは，到達してしまった拍動性頭痛に，ただただ耐えるしかない彼の諦めの気持ちが表れていると，私は感じる．最終の第4楽章は，片頭痛発作の激しい頭痛が遠のいていく時の後症状，すなわち二日酔いにも似た脱力感となんともつかみどころのない混迷状態の表現なのではあるまいか．

　日本人の作家の中でも，樋口一葉や芥川龍之介は，典型的な片頭痛患者であった．一葉の日記には，彼女を襲った頭痛に関する記述が何度も記載されている．それを読むと，いずれもそれまで全く元気にしていた時に急に到来する頭痛ばかりである．しかも，一晩寝ると，翌日にはケロッとしてしまう．この頭痛の経過こそ，まさに片頭痛発作以外の何物でもない．芥川の場合には，彼の片頭痛発作は作品中に表わされている．小説『歯車』では，突然視野を塞ぐように次第に大きくなる歯車が見え始め，しばらくしてこれが消えると頭痛が襲ってくる様が克明に描かれているが，これは片頭痛前兆としての閃輝暗点の完璧な記載である．前兆を伴う片頭痛発作の症状経過を，これほど鮮明に記載した文学作品は他に類をみない．

　片頭痛前兆としての閃輝暗点を最初に記載したのは，ギリシ

ア時代の医師ヒポクラテスであると言われているが,近代科学においてそれを図象的に記録したのは,英国の天文学者エアリーである.前兆を伴う片頭痛の患者であった彼は,自らに生じた閃輝暗点の時間経過を図に表わし,論文として発表した(**図7**).芥川とエアリー,二人は同じような閃輝暗点を伴う片頭痛発作を持っていた.そして彼らは,それぞれ自らの発作を,自らの専門領域で創作として発表した.作家である芥川は,自らの文学作品として,科学者であるエアリーは,自らの科学論文として.私は,二人が自らの病気をも自分の仕事に取り込んでしまうその徹底したプロフェッショナリズムに,驚嘆の念を抱くのである.

◆参考文献

1) 岩田　誠:神経内科医の文学診断.白水社,東京,2008, pp 108-125.
2) Liveing E: On Megrim, Sick-Headache, and Some Allied Disorders: A Contribution to the Pathology of Nerve-Storms. J & A Churchill, London, 1873.

第6話

きゃしゃな顎と頑丈な顎

★ ★印が矢状稜

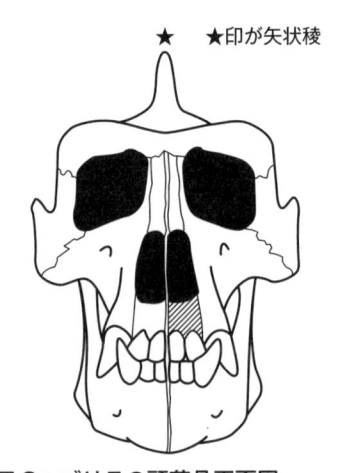

図8：ゴリラの頭蓋骨正面図
(三木成夫：生命形態学序説―根原形象と
メタモルフォーゼ. うぶすな書院, 1992,
シェーマ原図15より)

最近の若い人たちを見ていると，細面の人が多いのに気づかされる．いわゆる"鰓の張った"，角張って頑丈そうな下顎の持ち主は少なくなり，顎の線がまっすぐでスマートである．要するに，下顎が全体にきゃしゃに出来ていて，品の良い顔立ちにみえる．しかしその反面，口の中は八重歯，乱杭歯という若者が多い．遺伝的にそれほど変わっていないはずの日本人の顎の形が，かくも著しく変化してきたのは，食べ物の質が変わったからなのだろう．おやつに固焼き煎餅を食べたり，スルメを噛み切ったりしていれば，自然に咀嚼筋が発達するだろうし，そうなればそれらの筋が付着している下顎骨も大きく発達してくるはずである．これに対し，今のスナック菓子などは，ほとんど咀嚼する必要もないほどソフトであるから，咀嚼筋は発達しないし，その付着する下顎骨だって大きくなって来ない．ヒトの骨格の形態が文化によって変わっていくとすれば，これは実に面白い現象である．

　咀嚼筋のうち最大のものは，側頭筋である．耳の上の頭皮に指をあてがって奥歯を噛み締めてみると，側頭筋の収縮を感じることが出来る．このようにして側頭筋の収縮範囲を調べてみると，こめかみから耳介の後ろまでの広い範囲にわたって，この筋肉が付着していることがわかる．そのようにして側頭筋の前後方向への広がりを見極めたら，今度は指を上にずらしていって，側頭筋の上縁を調べてみよう．すると，頭頂部の丸みが始まるところで，側頭筋の収縮が触れなくなるのに気づくだろう．ここが，ヒトの側頭筋の限界である．

　初めてゴリラの頭蓋骨を見たとき，その異様な形に驚いた．

頭蓋の天辺に，とさかのような骨の稜が出来ていて，正面から見ると，まるで昔のプロイセン兵の兜を見るようだったからである（**図8**）．このとさかのような骨の出っ張りは矢状稜（sagittal crest）と呼ばれ，極めてよく発達した側頭筋の付着部位となっている．したがって，ゴリラの側頭筋は，頭蓋骨全体を包み込むほど大きく強力である．このように発達した強大な側頭筋は，当然のことながら強力な咀嚼力を生み出す．ゴリラなら，厚さが口に入るぎりぎりの大きさの固焼き煎餅だって，苦もなくバリバリ噛み砕くことが出来るだろう．リブステーキや，骨付きの鳥の腿肉なんかだって，そのまま骨を噛み砕いて食べることが出来るだろう．しかし，ゴリラは肉食はしない，ほぼ完全な菜食主義者なのである．すると，この強大な咀嚼筋は，獣の骨を噛み砕くためではなく，硬い植物の枝や木の実を噛み砕くため，ということになる．

　実は，人類の祖先にも矢状稜を持つ者たちがいた．われわれの遠い祖先に当たるオーストラロピテクス（Australopithecus）には，大きく分けて二つのグループがあった．一つはきゃしゃ型オーストラロピテクスといわれるグループ，もう一つは頑丈型オーストラロピテクスと呼ばれるグループである．この区別は体格の大小ではなく，矢状稜の有無によるものであり，頑丈型は矢状稜が発達していて，強大な咀嚼筋を持っていたと考えられるグループ，きゃしゃ型は矢状稜がなく，咀嚼力が弱かったと思われるグループである．前者は，硬い木の根や木の実を食べることが出来たが，後者はそのようなものは食べられず，昆虫や果物，卵などを食べるしかなかった．しかし，この一見

生存競争には不利なようにみえる，弱い咀嚼力しかなかったきゃしゃ型の方が優勢になり，頑丈型は滅んでしまう．われわれを生んだのは，咬む力のないきゃしゃ型オーストラロピテクスだったのである．

　きゃしゃ型の成功を支えたのは，道具の使用だったらしい．オーストラロピテクスは，石（まだ石器というにはお粗末過ぎるような単純な道具であった）を用いて，死肉の骨を割り，中の骨髄を食べたのではないかと考えられている．彼らには，未だ本格的な狩の技術はなかった．サバンナを歩き回って見つけるのは，肉食獣や猛禽の食べ残しであった．そんな食べ残しでさえ，ハイエナやハゲワシは残った肉を全て食べ尽くしてしまう．咀嚼力の強いハイエナは，薄い骨などはバリバリ噛み砕いたであろう．しかし，有蹄類の大腿骨のような硬い骨は，丸ごと手付かずで残される．そんな，もう何も残っていないような骨ばかりの食べ残しを，われらの遠い祖先たちは石を使って砕き，中に残った骨髄を食べた．脂肪とたんぱく質の豊富な骨髄は栄養価が高い．1頭のインパラの四肢の骨髄を全部食べると，約1,500キロカロリー相当の栄養が摂れるという．貧弱な咀嚼筋しかもっていなかったきゃしゃ型のオーストラロピテクスは，こうして必然的に雑食性になっていったのに対し，特殊化した強大な咀嚼筋を持つ頑丈型のものたちは，食べなれた栄養価の低い菜食から抜け出ることが出来ず，生存競争に負けていったと考えられているのである．

　そのような進化のストーリーを考えながら現代の超きゃしゃ型ホモ・サピエンスの若者たちを見ていると，最初は単一だっ

たオーストラロピテクスが，きゃしゃ型と頑丈型の2つのグループに分化していった最初のきっかけも，ひょっとすると遺伝子変異が先だったのではなく，食習慣の違いから分化が始まったのかもしれない，などと考えてしまう．しかし，アフリカのサバンナで暮らしていたオーストラロピテクスの時代には，高カロリー食が生存競争を勝ち抜くために必要だったのに対し，現代のホモ・サピエンスにおいては，食べ過ぎによる超高カロリー食は，明らかに生存に対するリスクを高めている．すると今度は，頑丈型がきゃしゃ型を征することになるのかもしれない．

◆参考文献
1) ジョハンソン DC, ジョハンソン LC, エドガー B (著), 馬場悠男 (訳)：人類の祖先を求めて．日経サイエンス社，東京，1996．

第7話

「顔面神経痛」
なんて・・・

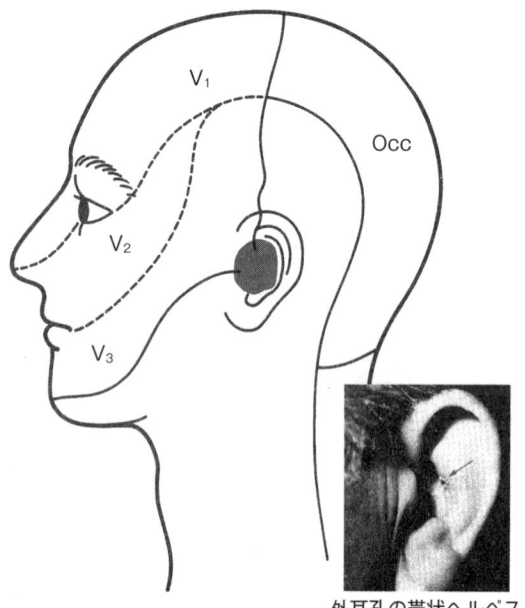

外耳孔の帯状ヘルペス

図9：ベル麻痺における外耳孔の感覚鈍麻部と外耳孔の帯状ヘルペス

顔面神経もまた，今では外耳孔となっている鰓孔をとりまいている鰓弓神経であり，これによって支配されている顔面筋は，元々は外耳孔を開け閉めしていたのであるが，鼓膜ができたためにこの孔は閉じっぱなしになってしまい，外耳孔から中耳，そして耳管を経て咽頭に至る，という鰓孔の連絡は途絶えてしまった．それに伴って，その鰓孔の周囲についている筋肉は必要がなくなった．そこで仕事を失った顔面筋は，近くに開いている，鰓孔とは関係のないほかの孔を開け閉めする役をかって出ることになった．医学生だった頃，脳から出た顔面神経が，何だってまた側頭骨の中の，あんなに複雑な迷路のような道を通って外に出てくるのか不思議に思った．しかも，中耳炎で巻き込まれやすいことを承知のうえで，わざわざ中耳のすぐそばを通ってくるというような道筋を与えられた神様の設計の意図は，ちょっと理解に苦しむものだと思っていた．しかしこれは神様が気まぐれにつけた道なんぞではなく，失った仕事を求めて必死にさまよった顔面神経の苦難の道なのである．本来の仕事場であった鰓孔のところでの仕事は，アブミ骨を引っ張って鼓膜の感度調節をしているアブミ骨筋を動かすだけになり，顔面神経の本流は，目や口を開閉させる筋肉を働かせるために，たくさんに枝分かれしながら，顔いっぱいに広がってしまった．鰓弓神経であったころの顔面神経本来の道を最も忠実にたどっているのは，舌の前３分の２の味覚を司る鼓索であろう．この神経は，今でも昔の鰓孔の近くを通って口の中に出てきている．

　さてここで，顔面神経の病気の話をしよう．患者さんたちに

よく使われる間違った言葉の一つに「顔面神経痛」というのがある．神経痛という言葉は，特定の感覚神経の支配領域に一致した皮膚領域に限局している痛みに対して使われるべきものである．なるほど，顔面神経の中には確かに皮膚感覚を受け持っている感覚神経成分があることは事実である．したがって，理論的には「顔面神経痛」なるものがあったとしても一向に不思議ではない．顔面神経の皮膚感覚成分が支配しているのは，外耳孔のごく一部のみであるから（**図9**），このような理論的「顔面神経痛」は，耳の孔に起こる神経痛ということになる．しかし，外来を受診される患者さんが「顔面神経痛」と言われれば，それは顔面神経麻痺か，あるいは片側顔面攣縮（hemifacial spasm）のことを意味しているのが普通である．どうしてこのような奇妙な表現が巷で使われるようになったのかわからないが，神経内科医としては，痛みとは直接関係ない症状をもって"神経痛"という言葉で表現することに驚かされ，思わず言葉の使い方が間違っていることを指摘し，訂正してあげたくなってしまう．ところが，よく考えてみると，このような一見間違っていると糾弾したくなる表現にも，それなりの根拠がありそうに思われる．

私たち神経内科の医師が日常的にみる顔面神経麻痺のほとんどは，通称ベル麻痺（Bell's palsy）と呼ばれる，いまだ特定の原因が見出されていない突発性末梢性顔面神経麻痺である．これにかかると，数時間から半日位の間に，片側の顔面神経に支配されている顔面筋が一挙に麻痺し，目が閉じられなくなったり，口が歪んだり，口の隅から液体が漏れたり，言葉が不明瞭

になってしまうのは先刻ご存知のとおりである．ところで，この病気の患者さんによく尋ねると，しばしば麻痺の始まる1ないし2日くらい前から，耳の後ろや耳介部に痛みを自覚している方が多いことがわかる．この痛みは，時として鎮痛薬を必要とするほどのかなり強いもののこともあるので，こんなことから「顔面神経痛」という言葉が生まれたのかとも思われる．

また，耳の痛みの強い顔面神経麻痺が，帯状ヘルペスウイルスの感染によって生じることがあり，ラムゼー・ハント(Ramsay Hunt)症候群と呼ばれている．この場合の痛みには，顔面神経に含まれている皮膚感覚成分の支配領域である外耳孔の領域に一致して生じ，正に「顔面神経痛」と呼ばれてもおかしくない特徴を備えている．ラムゼー・ハント症候群では，この部分から耳介にかけて帯状ヘルペスの特徴的な水疱が現れてくるので(**図9**)，顔面神経麻痺そのものはベル麻痺と区別がつかないが，臨床診断はやさしい．ほとんどの場合，放っておいても完全治癒してしまうことの多いベル麻痺と違い，ラムゼー・ハント症候群における顔面神経麻痺の回復は悪いことが多いので，顔面神経麻痺を見た場合には，耳にヘルペスの発疹ができていないかどうか，確かめておくことが大変重要である．

「顔面神経痛」という言葉でしばしば表現されるもう一つのものは，片側顔面攣縮である．これまでは「半側顔面痙攣」と呼ばれることが多かったが，1993年に改訂された『神経学用語集』において，先のような用語に改訂された．片側顔面攣縮には，ベル麻痺などの顔面神経麻痺の回復後に生じたものと，頭蓋内の顔面神経根に脳動脈が触れているため，動脈拍動で顔

面神経が刺激されて起こるものとがあり，後者は外科的治療の対象とされている．このどちらかを臨床的に鑑別するには，顔面神経麻痺の病歴の有無を尋ねることが大切であるが，顔面神経麻痺後のものでは，顔面神経内の異常連合運動（intrafacial abnormal synkinesia）がしばしば認められるが，動脈が触れているためのものではこれがみられないのが普通である．顔面神経内の異常連合運動の観察法は簡単である．患者に口唇を突き出させたり，あるいは歯をむき出させたりするときに，眼輪筋の収縮が一緒に生じて片目の眼裂が狭くなれば，その側の顔面神経内に異常連合運動ありと判断でき，おそらく顔面神経麻痺が回復した後であろう，と推定できる．覚えておくとよい診療手技である．

　さて，当然のことながら，片側顔面痙攣は痛みとは関係ない．それなのに「顔面神経痛」と訴えてやってこられる患者さんが，こんなにも多いのはいったいどうしてなのだろうか．不思議なことである．

◆参考文献
1) 岩田　誠：神経症候学を学ぶ人のために．医学書院，東京，1994, pp 66-69.

第 **8** 話

馬が蠅を追うとき

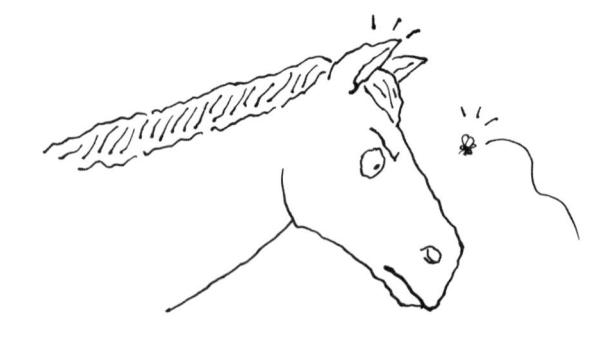

顔は，全身の中でもっとも沢山の孔が開いた部分である．鼻の孔が2つ，目が2つ，耳の孔が2つ，そして巨大な口が1つ，合計7つの孔が開いている．これらの孔は，開いていなければ機能が果たせない．鼻の孔がなければ嗅覚は働かないし呼吸もできない，目が開いてなければ何も見えず，耳の孔がなければ音は聞こえない．そして最大の孔である口が閉じていたら，しゃべることも食べることもできない．これらの孔が開いていなければ，正常な営みができないわけである．しかし，これらの孔がいつも開きっぱなしだったら，少々困ることも出てくる．水中ではこれらの孔から水が入ってきてしまうし，風で舞い上がった砂埃は，これらの孔に容赦なく進入してくる．こういった外界からの進入物をそのままにしておけば，その奥にしまわれている感覚器が傷ついたり，あるいは気道に異物が入ってしまって，呼吸が妨げられたりする．そこで，これらの孔を必要に応じて塞ぐような工夫がなされなければならない．これらの開口部を時に応じて塞ぐ役割を担うことになったのが，顔面神経と，それによって支配されている顔面筋である．

　顔面神経は，本来は外耳孔として残っている第1鰓孔の周りを支配する鰓弓の神経であり，それが受け持つべき筋肉は，外耳孔の開閉に関与するもののはずであるが，ヒトにおいては，この本来の機能は全く放棄されてしまっている．どんなに顔面筋が発達していても，耳の穴を随意的に塞ぐことの出来る人はいない．それは，この第1鰓孔には鼓膜という隔壁が出来てしまうため，塞ぐ必要が無くなってしまったからである．そんなことから本来の仕事を失った顔面神経が得たものは，その他

の穴を必要に応じて塞ぐ仕事である．鼻孔も，眼裂も口も，元々鰓孔として出来たものではない．すなわちその開閉に与る鰓弓筋は存在しない．しかし，鼻孔や眼裂の周囲には顔面筋があり，眼裂の場合は完全に孔を塞げるし，鼻孔の場合にも不完全ではあるが，開口部を狭めることは可能である．口には，本来の第1番目の鰓孔と第2番目の鰓孔が取り込まれているため，三叉神経の第2枝と第3枝が周りを取り囲んでおり，第3枝に支配される咀嚼筋は，口を閉じる働きを保っている．しかし，三叉神経によって支配されていない口唇周囲の筋肉を収縮させ，口という大きな開口部を完全に塞ぐことが出来るのは，顔面神経で支配されている口輪筋である．このように，顔面神経という神経は，それが本来果たすべき役割以上の仕事を，すすんで引き受けるという，実にけなげな存在なのである．

　かつて医学部長をしている時，世の中には，二通りの人間がいることに気がついた．ノーと言わないばかりに，本務以外の沢山の仕事をどんどん引き受けさせられてしまう人と，どういった訳だかわずらわしい役割から一切免れて，本務に専心できる人の二種類であり，顔面神経はこの前者の典型である．本務以外の仕事をかくも沢山引き受けている神経は他にないだろう．顔面神経が引き受けた仕事の中で本務から最もかけ離れたもの，それは広頸筋である．広頸筋は顔面筋の一つであるが，ヒトにおいてさえ，その主たる活動部位は頸であり，顔に属する部分はごく僅かである．この筋肉は，口角を下に引いて下顎の歯をむき出すようにすると，顎から前頸部にかけて幾条かの筋束をなして収縮するのが見えてくる．前頸部の皮下組織が少

ない高齢男性では，この筋肉の収縮がよく観察できる．

　この広頸筋が最も発達しているのは馬であろう．馬の広頸筋は頸から胸までを広く覆っており，この筋肉がプルプルと細かい収縮を繰り返すと，胸の表面がピクピクと動き，胸にとまった蠅を追い払うことが出来る．何もそこまでしなくても，というのが，顔面筋，そしてそれを支配する顔面神経に対する私の思いである．

　2011年の暮れ，町を歩いていたら極めて興味あるポスターを目にした．兄弟ボクサーのダブル世界タイトルマッチの広告である（**図10**）．2人並んだ，同じように闘志溢れる逞しい兄弟の写真ではあるが，私はその表情の違いに驚いた．片方では広頸筋の収縮がはっきり見られるのに対し，もう一方では広頸筋の収縮は全く見られない．この違いで勝負が決まるなと，私は直感的に思った．広頸筋の収縮は，雄叫びをするように単に口を開けるだけでは生じない．口角を下に引いて歯をむき出し，最大限の闘志を表現した時にのみ，はじめて広頸筋は収縮する．戦いを前にして広頸筋の収縮が見られない戦士に，勝利

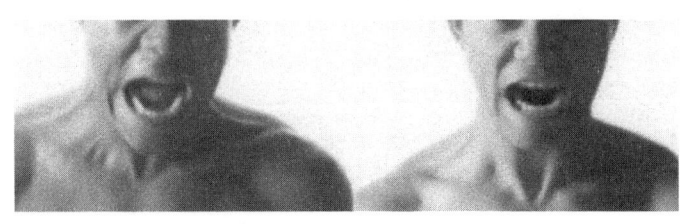

図10：兄弟ボクサーの広告
左のボクサーでは広頸筋の収縮が見られるが，右のボクサーでは収縮が見られない．

の女神が微笑む可能性は少ない．広頸筋の収縮には，単に戦い攻めるだけではなく，歯をむいて立ち向かっていくという強い意思が表現されているのである．

　顔面神経とそれによって支配される顔面筋とは，かくのごとく極めて広範な領域の表面的な運動を行うようになった．その結果が，顔面の表情という，生物界で最も豊かな表現行動となっている．顔面表情筋のほとんどは顔面神経によって支配されているのであるから，ヒトの社会において顔面神経の果たす役割は極めて大きいと言えるだろう．

◆参考文献
1)　藤田恒太郎：生体観察．南山堂，東京，1965, pp 58-60.

第9話

顔面神経膝交叉

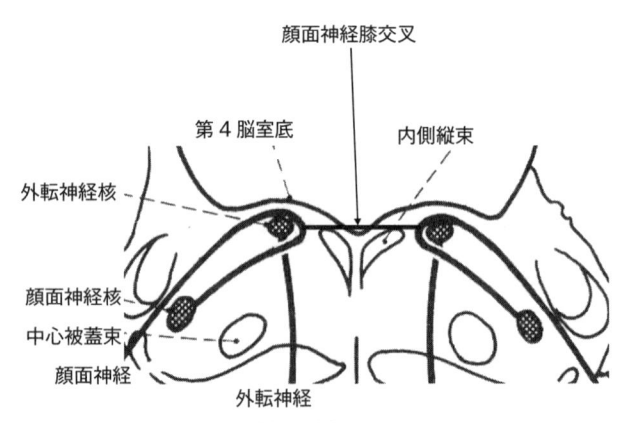

図11：仮想される顔面神経膝交叉

神経内科の日常診療において，顔面筋の片側だけの麻痺に遭遇することは極めて多い．その多くは先にも触れたベル麻痺であり，側頭骨内の顔面神経管の中で顔面神経が傷害されて生じると考えられている．このため，顔面神経が支配している前頭筋，眼輪筋，口輪筋，口角につく諸筋，そして広頸筋など，すべての顔面筋の片側が麻痺する．顔面神経が支配する筋肉には，このほかにもアブミ骨筋という，中耳にある耳小骨の一つについていて，鼓膜の振動が蝸牛に伝わる部分で，聴覚の感度を調節している極めて小さな骨格筋があるが，この筋肉も麻痺することがある．そうすると，聴覚過敏になって音が異常に響いて聞こえると訴える．

　顔面筋の片側だけの麻痺は，大脳皮質運動野の顔面領域から，皮質核路を通って顔面神経核に指令を出している上位運動ニューロンの障害でも生じる．この場合は，おかされた皮質核路とは反対側の顔面筋に，一側性の麻痺が見られることになる．このような上位運動ニューロン性の顔面麻痺は，一見ベル麻痺とよく似ているが，前頭筋がおかされているかいないかという点から，両者は臨床的に容易に鑑別できる．これは神経症候学の古典的原則である．そしてその理由は，他の顔面筋と異なり，前頭筋を支配する上位運動ニューロンは両側の顔面神経核を支配しているからであると説明されてきた．

　ある日，私の外来を訪れた患者さんは，前日から突然生じてきた顔面麻痺を訴えていた．診察してみると，確かに左側の顔面筋が麻痺していたが，前頭筋だけはよく保たれていた．しかし，上下肢や舌には麻痺はなく，感覚障害も全く見られなかっ

た．このため，私は躊躇することなく，上位運動ニューロン性の顔面麻痺と診断し，病変は放線冠前方部から内包膝部のあたりにあるラクナ梗塞だろうと予測した．しかし得られたMRIの所見は，見事にこの予測を裏切った．この患者さんの病変は左顔面神経核を含む橋被蓋にあり，核性麻痺による下位運動ニューロン性麻痺だったのである．

　私にとって，これは極めて大きな驚きであった．下位運動ニューロン性麻痺であるなら，前頭筋が麻痺を免れるはずはない．観察不十分なための間違いであったのではないかと，もう一度注意深く観察したが，左の前頭筋は確かに収縮しており，やはり麻痺は見られなかった．前頭筋支配上位運動ニューロンは両側支配であるという教科書的な知識からは，明らかに説明できない不思議な所見である．しかしこの時には，何かが間違っていると漠然と考えただけで終わってしまった．その数年後，再び同じように顔面神経核をおかす小さな病変で，前頭筋をおかさない片側の顔面麻痺を観察する機会があった時，私は師匠である故豊倉康夫先生の言葉を思い出した．それは，「一度見たことにあまり意味をつけるな．ただよく覚えておけ．二度見たら何かあると思え．それは残念ながら，大体99％は本に書いてあることが多いが，稀には誰も気がついていないこともある．三度見たら只事ではない．それは，常に何者かである．」という教えである．私が二度見たこの現象は，先生の言葉では，教科書に書いてない1％に入るのだと思った．そんなわけで，私は三度目の遭遇を待っているのだが，いまだにそのときは来ない．しかし，せっかちな私は，この2例だけでも，

何とか説明したくなった．それで頭に浮かんできたのが，顔面神経膝交叉という仮説である．

片側の顔面神経核が破壊されているにもかかわらず，前頭筋には麻痺が見られないということは，麻痺するはずの前頭筋を支配する下位運動ニューロンが，破壊された顔面神経核以外の神経核に存在することを意味している．そこで考えられる可能性は，二通りある．まず一つは，前頭筋を支配する下位運動ニューロンは，顔面神経核以外の領域にあるという可能性である．顔面神経核は三叉神経運動核や，偽核などと類似の，鰓弓由来筋の支配神経起始核であるから，もし前頭筋支配下位運動ニューロンが，顔面神経核以外のところにあるならば，それらの神経核が破壊されると，前頭筋の麻痺が生じるはずである．すなわち三叉神経運動核が破壊されて，片側の咀嚼筋が麻痺すると，他の顔面筋はおかされないのに，前頭筋麻痺だけは生じることになるし，偽核の片側性病変では，口蓋，咽頭，喉頭の筋肉の片側の麻痺に加え，顔面筋のなかで前頭筋の麻痺のみが生じるはずである．しかし，少なくとも私の経験の範囲内では，そのような症例に遭遇したことはない．

第二の可能性は，前頭筋支配の下位運動ニューロンの軸索には，一部脳内で交叉するものがあるのではないか，という仮説である．私は，この可能性を考えている．顔面神経の髄内根線維は，一旦背内側に向かい，正中近くで方向を変えて少し尾側に下り，そこで再び腹外側に転じて橋被蓋を貫通し，脳外に出て行く．この間，短い距離ではあるが，左右の顔面神経髄内根は，顔面神経膝として正中近くを近接して平行に下行する．こ

の間に，左右の軸索が交叉するということはないのだろうか．もし，この部分に交叉線維が存在するならば，前頭筋が，核性顔面麻痺のみならず，皮質核路病変による上位運動ニューロン性顔面麻痺においても，麻痺を生じない理由が一挙に説明できてしまう．この仮説的な交叉線維の存在を，顔面神経膝交叉（**図11**）と名付けておこうと思う．しかし，師匠の教えは守るべきである．3例目を自分で見つけるまでは，あまり大声で叫ばないでおこうと思う．

◆**参考文献**

1) 岩田　誠:顔面麻痺症候学再考．東京女子医科大学雑誌 78(extra)：E6-E9, 2008.

第10話

味覚の神経

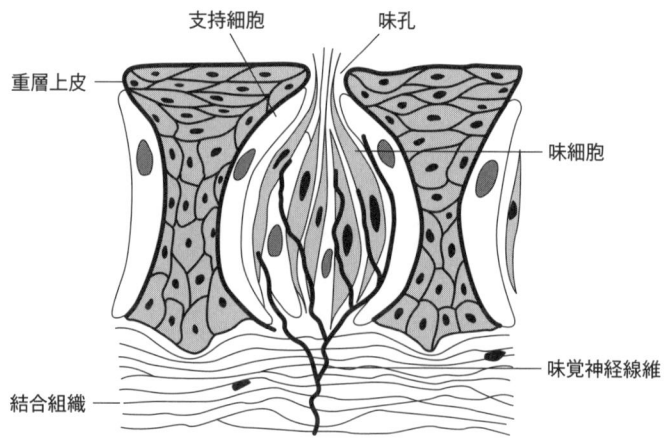

図 12：味蕾

(Romer AS: The Vertebrate Body, Shorter Version, 3rd ed, Saunders, 1963, p 343 より)

外界からの化学物質を検出する感覚には，嗅覚と味覚がある．陸上で生活する動物にとっては，前者は風にのって運ばれてくる化学物質を，後者は水中に溶け込んだ化学物質を検出する感覚である．そして，嗅覚は鼻で，味覚は舌で感じ取っている．ところが，驚かされるのは，水中生活者である魚類にも鼻があり，そこには嗅神経が存在している．すると，魚は鼻で味見をしているということになる．しかしもっと驚かされるのは，彼らに味覚の感覚器があるということだ．

　脊椎動物における味覚の感覚器は，味蕾という構造で，その名のごとく，味を感じる細胞とこれを支える細胞が，丁度花の蕾のように束になって丸まっている（**図12**）．味蕾の構造は脊椎動物全てに共通しており，また，塩味，甘味，酸味，苦味，そしてうま味という5種類の味を検出するという点でも共通している．ただ，味蕾の存在部位は，動物の種類によって異なっている．ヒトをはじめとする陸上生活者では，味蕾は舌に集まって存在しているが，魚の味蕾は，その皮膚全体に広く分布している．言い換えれば，魚たちは全身で生活環境を味わっていることになる．つまり，哺乳類にとっての味覚は，食べ物の安全性を確認し，好みの食物を選択するための，いささか贅沢な生活のための感覚であるのに対し，魚にとっての味覚はもっと深刻な生き死にの問題，すなわちいま居るその水で，生き延びられるのかどうかを知るための情報源なのではないかと考えられる．

　先日，ある方からアゲハチョウ（**図13**）の味覚について教えて頂いた．アゲハチョウの仲間は，極めて鋭敏な味覚を持って

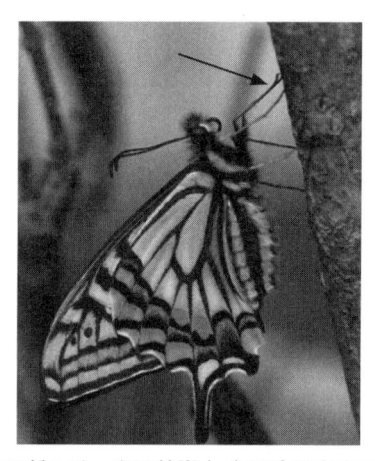

図13：アゲハチョウは前脚（→）で味見をする
Cyber昆虫図鑑(http://www.insects.jp/konbunrinageha.htm)より

いる．それは，その幼虫が極端な偏食者であるためだという．特定の種類のアゲハチョウの幼虫，すなわちイモムシは，特定の植物の葉しか食べない．ある決まった植物の葉以外は，たとえ飢え死にしようと絶対に食べない．そのため，親は幼虫が食べる植物の葉を確実に選んで，そこに産卵しなければならない．かくしてアゲハチョウは，とまった葉の種類を味で見分け，そこに産卵する．そのための感覚器は，味蕾，それも脊椎動物と同じ構造を持つ化学物質検出器なのだそうだ．ただ，アゲハチョウが味わっているのは，甘い，辛い，酸っぱい，苦いといったような大雑把な味覚ではなく，ある特定の種の植物の葉にしか存在しない特定の化学物質があるかないかという深刻な味である．この点において，アゲハチョウの味覚は，自らの食事の

ために使われるのではなく，次の世代の生存環境を確認するために使われているということになる．その点では，魚の味覚と似た役割を持っていると言えよう．

さて，私が面白いと思ったのは，アゲハチョウの味蕾は，その前脚の所だけにあると聞いたことだった．アゲハチョウたち昆虫は，3対6本の脚を持っているが，脊椎動物では，原則として脚は2対4本である．私は，この違いは脊椎動物と昆虫を分ける決定的なものと思っていた．しかし，昆虫の味蕾は彼らの前脚にあると聞いた途端，両者を隔てる決定的な違いが消え去ってしまったのである．後に第15話において詳しく述べるように，脊椎動物における舌は"口から出た腕(arm in mouth)"と呼ばれ，実は前脚の前方にできた最前端の脚の代わりをしていると考えられている．そうだとすれば，アゲハチョウの前脚に味蕾があることと，われわれの舌に味蕾があることとは，全く同じ意味を持っていることになる．考えてみれば，花の蜜を吸っているアゲハチョウでは，舌という構造を持つことはできない．それゆえ，最前端の1対の脚が必要になったのではあるまいか．そうなると，昆虫と脊椎動物の体のつくりは，こと脚に関する限り基本的にはあまり変わらないことになる．

舌の上にある味蕾からの味覚の情報を脳に伝えるのは顔面神経と舌咽神経，すなわち第1の鰓孔と，第2の鰓孔を囲んで出来る鰓弓神経の前枝である．中でも顔面神経の枝である鼓索(chorda tympani)は，舌の前3分の2にある味蕾からの情報を伝える点で，味覚の主役を担っている神経である．魚には舌

はない．舌が出来るのは，動物が陸に上がり鰓孔を失ってからである．本来鰓孔の所にあって，生活環境を味わっていた味蕾は，鰓孔がなくなると同時に，新しくできてきた舌の上にその居場所を移し，生命環境を味わう役割を放棄して，食物を味わう仕事に専念するようになったのであろう．

　さて，他の動物と比べると，ヒトは嗅覚において極めて鈍感である．では，味覚はどうだろうか．私の友人の一人は大層犬好きで，愛犬に食べさせるドッグフードの缶詰を自ら味見し，おいしいと思うものだけを与えていた．彼に尋ねると，どの缶詰ドッグフードが最もおいしいかをすぐに教えてくれた．しかし，犬の味覚はヒトほど鋭くないので，どれを食べても大して変わりはないはずですと言う人もいる．また，アフリカでチンパンジーの野外観察をしておられた西田利貞さんは，チンパンジーの食べ残しを自ら食べて，その味を確かめた話をしてくれた．それによると，チンパンジーの食べ物には，甘いものが多いそうである．ただ，稀に苦いものを食べることがあるそうで，良薬は口に苦しと言うから，これは薬なのではないだろうか，と述べておられた．しかし，犬もチンパンジーも，ヒトと同じく雑食であり，色々なものを食べるからには，味見は重要な能力なのではないかと思われる．そうだとすれば，犬やチンパンジーは，私たちヒトには感じられないほどの微妙な味を楽しんでいるのかもしれないと思う．

◆参考文献

1) Ozaki K, Ryuda M, Yamada A, et al: A gustatory receptor involved in host plant recognition for oviposition of a swallowtail butterfly. *Nature Communications* 2: Article number 542, 2011.
2) 西田利貞:野生チンパンジー観察記. 中公新書618, 中央公論社, 東京, 1981.

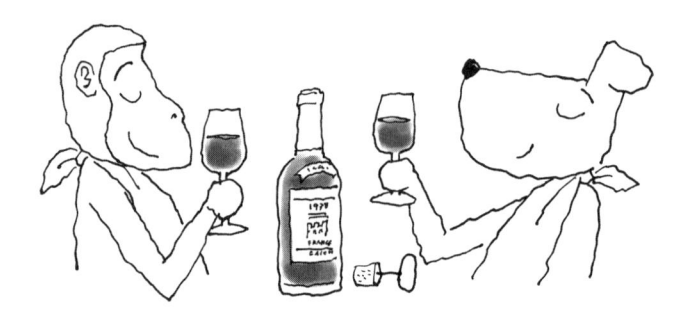

第11話
決死的交差点

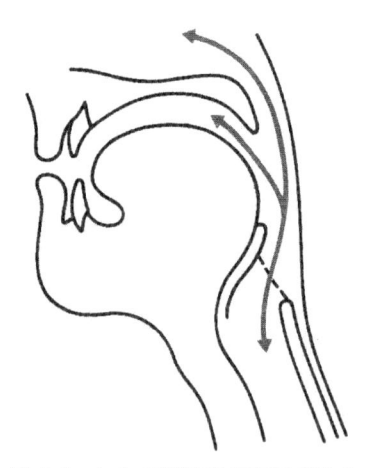

図14：ヒトの呼吸時の空気の動き

人体の中で最もスリルに富んでいるところを一つ挙げろといわれたなら，私は躊躇なく「それは咽頭です」と答えたい．毎日の何気ない飲み食いのたびに，咽頭では決死的な離れ業が繰り返されているからである．食物塊や液体が咽頭を通るときには，それまで開いていた空気の通り道は一時的に閉じられる．この仕組みがうまく行かなかったなら，われわれは食べたり飲んだりするたびに，むせたり窒息したりすることになってしまい，とても食事を楽しむなどという悠長な気分ではいられない．一口食べるごとに運を天に任せ，正に決死的な覚悟で事に臨まねばならなくなってしまうのである．よく考えてみると，嚥下という動作に伴う危険は，ちょうど高速道路を目隠しして徒歩で横断するようなものであり，相手が自発的に止まってくれない限り，一瞬で御陀仏である．こんな恐ろしいことをまともに心配していたら，とても食物が喉を通らない．

　ヒトの嚥下運動は，3つの相に分けられる．第一相は，食物塊を舌の運動で咽頭にまで送り込む運動，第二相は，咽頭壁の収縮によって食物塊を食道に押し込む運動，そして第三相は，食道の蠕動運動によって食物塊を胃にまで送り込む運動である．各相の運動の主役は，第一相では舌筋，第二相では咽頭と口蓋の筋肉，そして第三相では食道筋である．これら3つの相の中で，最も危険に満ちているのは，言うまでもなく第二相であり，咽頭筋と口蓋筋の動きがその鍵を握っている．

　咽頭というところは，鼻腔からきて気管に向かう空気の通り道，すなわち気道（**図 14**）と，口腔からきて食道にいくべき食物の通り道，すなわち食物道の交差点である．これら2つの

- 収縮部
- ← 喉頭の挙上
- 食物塊

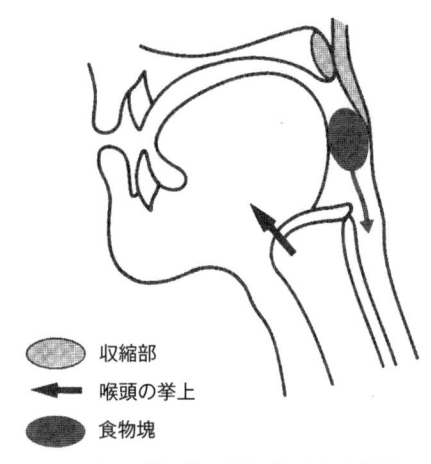

図15：ヒトの嚥下第二相における食物塊の動き

道は普段の交通量がまるで違う．気道のほうは，量は少ないが絶えず通行がある．この道の通行人はおとなしく，道を間違えることはないのが普通である．これに対し，食物道のほうは，普段は人っ子一人通らない道であるが，時々かなりの量の液体が一瞬素早く通り過ぎていくことがあるかと思うと，1日数回ではあるが，とてつもなく大量の固体や液体が次から次へと押し寄せてきて，交差点が通行人で溢れてしまうことが繰り返される．この咽頭交差点を守るものにとって最も重要なことは，この食物道の通行者達を，本来いくべき道にどうやって導くか，どうやって間違った道に迷い込まないようにするかということである．

　舌の動きによって咽頭にまで送り込んだ食物塊を，咽頭壁の収縮によって絞り出し，食道にまで押し込むためには，一方で

→ 空気の通り道
● 食物塊
← 食物塊の通り道

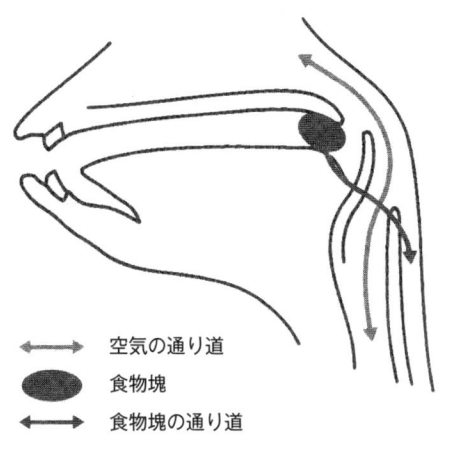

図16：チンパンジーの咽頭

は，咽頭から口腔や鼻腔に食物塊を逆流させてはならず，他方では咽頭から気管内に入ってしまわないようにしなければならない．これを実現するため，ヒトでは咽頭という交差点に集まってくる4本の道のうち，食道に落ちていく道1本だけを通れるように残して，あと3本の道を全部塞いでしまうという，いささか強引な交通整理法がとられている．すなわち，嚥下の第二相では，舌が後方に盛り上がって咽頭と口腔の通路を遮断し，軟口蓋が挙上して鼻腔との連絡も絶たれると同時に，喉頭がまるごと上に引き上げられるから，気道は喉頭蓋によって自動的に蓋がされる．こうしておいてから咽頭壁を収縮させれば，食物塊は自然と食道へ入って行くことになる（図15）．

面白いのは，ヒトに最も近い霊長類であるチンパンジーの咽頭では，気道と食物道とが立体交差することで危険が回避され

決死的交差点

ていることである．チンパンジーの喉頭は咽頭の中に突き出したようになっており，食物道は，喉頭より低いところを迂回して通っているので，食物塊はわざわざ高いところにある喉頭に迷い込むようなことはなく，自然に口腔から食道へと入っていく（**図16**）．だからチンパンジーには交差点はなく，食べながら声を出すことだってできる．では，なぜヒトだけがこんな危険を冒さねばならないのだろうか．それは話し言葉である．チンパンジーの声帯音は立体交差の故をもって口腔内には伝わらないから，ここで共鳴することはなく，母音をはじめとする複雑な語音をつくり出すことができない．しかしヒトでは，決死的交差点がある故をもって，声帯音は口腔内に伝わり，ここで共鳴してさまざまな語音を生み出すことになる．ヒトはまさに，命がけで言葉を獲得したのである．

　口蓋や咽頭の麻痺があると，決死的交差点のきわどい仕組みは簡単に破綻してしまい，誤嚥が生ずる．神経内科領域の最大の難病である筋萎縮性側索硬化症（ALS）で最も恐れられているのは，まさにこれである．私は球麻痺を生じ，このような危険が迫ったALSの患者さんには，喉頭摘出手術を受けていただくことを積極的にお勧めしている．食物だけでなく唾液にもむせるような事態に陥ったなら，ためらわず喉頭摘出をするのがよい．これによって誤嚥は完璧に抑えられ，経口摂取しても患者さんは"むせ"や窒息の苦しみから完全に解放されるし，気管内への唾液の落ち込みもシャットアウトできる．気管切開で気管カニューレを入れただけでは，こううまくはいかない．カフ付きのカニューレであっても，唾液の落ち込みを完全には防

ぎ得ないし，気管カニューレの存在そのものが嚥下運動の邪魔になってしまい，事態は改善するどころかますます悪化してしまう．ALSでの喉頭摘出を私に勧めてくださったのは，今は亡き米国のノリス（Norris FH）先生であった．サンフランシスコで開かれた追悼のシンポジウムで，私はこの方法によって球麻痺後の生存期間が見事に延長したことを，ノリス先生のご霊前に報告した．

嚥下障害を訴える高齢者の中には，著しい頸椎後弯を生じている患者さんが少なくない．たいていの場合，これに変形性脊椎症が加わっており，頸椎のX線写真を見るとしばしば骨棘が前方に突き出して，あたかも食道を後方から圧排しているように見える．このような場合には，食事のときに顎を胸元にひいて嚥下するように指導してみるのがよい．これだけで嚥下障害が改善する場合も少なくない．意識していないと見逃してしまう病態である．

◆参考文献

1) Iwata M: Reappraisal of surgical managements of aspiration in ALS. "ALS-From Charcot to the Present and into the Future. The Forbes H. Norris (1928-1993) Memorial Volume", ed by Rose FC. Smith-Gordon, London, 1994, pp 283-286.

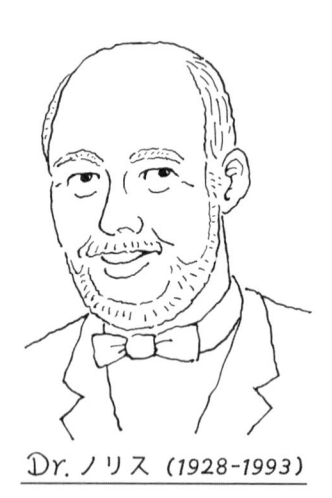

Dr. ノリス (1928-1993)

第12話

"むせ"れば安全

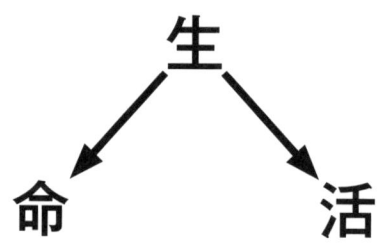

図 17：生命と生活の二律背反

年をとるとしょっちゅう"むせ"るようになる．私は，若いころからトコロテンで"むせ"ることが多い．最近は，トコロテンに限らず，みそ汁や酢の物を摂ると，すぐに"むせ"てしまうようになってきた．それだけでなく，なんということのない時に，突然"むせ"返ってしまい，苦しい思いをすることも増えた．これは恐らく唾液に"むせ"ているのだろうが，自分ながら何とも哀れな状態になってしまったことかと，ガックリすることが少なくない．しかし考えてみると，この"むせ"が私の命を守ってくれているのだということに気が付く．われら高齢者は，"むせ"る能力が残っていることを，神に感謝すべきなのだ．

　第11話で述べたように，ヒトは話し言葉を獲得する見返りに誤嚥と窒息のリスクを背負い込んでしまった．言い換えるなら，チンパンジーは「生命」の安全を第一と考えるがために，喋ることで得られる豊かな「生活」を獲得しなかったのに対し，ヒトは，「生命」に対する危険を承知の上で「生活」の充実を図るために話し言葉の能力を獲得したとも言えよう（**図 17**）．しかし，ヒトも全く無防備なままで喋っているわけではない．その証が，"むせ"という現象である．

　咽頭から，喉頭，気管，気管支という気道に入ってきてよいのは，本来空気だけなはずであるが，ここに食物塊や液体，すなわち気道にとっての異物が紛れ込んできたときには，気道粘膜がこれを察知して咳反射が起こり，この異物を気道外に吹き飛ばそうとする．これが"むせ"の本態なのであるから，"むせ"ることは「生命」へのリスクを軽減させるための安全装置であ

り，このような咳反射が起こらなくなり，"むせ"ることが出来なくなれば，ヒトは容易に窒息に陥ってしまう．

　高齢者や嚥下障害を有する患者の診察をする度に，私は患者に意図的に咳ばらいをしてもらったり，あるいは患者自身や看護あるいは介護担当者に，食事をしたり，液体を飲んだりするときに，"むせ"ることがあるかどうかを尋ねたりするようにしている．自分で咳ばらいが出来たり，"むせ"ることが多かったりする患者は，生命予後に関してそれほど心配ないが，咳ばらいができなかったり，"むせ"は全く見られないという場合は要注意であり，窒息や嚥下性肺炎のリスクが高いことを，本人ならびに周囲の人に話し，注意してもらわなくてはならない．

　"肺炎は老人の友（Pneumonia is the old man's friend）"というウィリアム・オスラー（William Osler）の言葉があるように，高齢者の直接死因として多いのは，嚥下性肺炎であることはよく知られている．かつて，この病気は誤嚥性肺炎と呼ばれており，あたかも食物の誤嚥が肺炎の原因であるかのように思われていたが，これは全くの誤りであることがわかってきたため，現在では嚥下性肺炎と呼ばれるようになった．すなわち，その原因は，唾液の気道内への落ち込みと，これを排除するための咳反射の減弱であることがわかってきたのである．嚥下性肺炎予防のための口腔ケアの講演で，ある口腔外科の方から，1 mLの唾液の中には，日本の人口とほぼ同じだけの数，すなわち約1億匹の細菌がいるのだと教えられた．これらの多量の細菌を含んだ唾液が食道入口部に溜まってしまうと，ほんの少しずつながら，喉頭から気道に流れ込んでしまう．この時にう

まく咳反射が生じてくれれば、唾液は気道内から排除され、肺胞にまで達することはない。この時に生じる"むせ"で、ひどく苦しい思いをすることにはなるのだが、その苦しみと引き換えに、肺炎にはならないですむのである。ところが、咳反射がうまく生じないと、見かけ上は"むせ"ることもなく、平穏無事なのだが、その裏で細菌を含んだ唾液は肺胞にまで達してしまい、肺炎を引き起こして、致命的な結果に終わってしまうことが少なくない。つまり咳反射が起こって、"むせ"ることは、嚥下性肺炎に抵抗する能力が保存されていることを示しており、生命維持のためには、極めて好ましい出来事だと言える。

意外にも、このような嚥下性肺炎の成り立ちに対する理解は、医師の間でも未だに不十分であるようだ。様々な病気や高齢のために、体力の低下した患者で咳反射が減弱し、嚥下性肺炎を繰り返すようになると、しばしば経口摂取を止め、胃瘻造設や点滴による栄養補給がなされるようになる。この時、"口から食物を入れると誤嚥して肺炎を起こすので、それを防ぐために口から食べるのは中止せざるを得ないのです"と説明されることが多い。しかしこれは間違った説明である。肺炎の原因は誤嚥にあるのではなく、唾液の落ち込みを咳反射で防御できなくなったことにあるのだから、食物を口からとらなくなったとしても、唾液が口の中に分泌されている限り、肺炎のリスクは決して低下しない。むしろ、口腔内を絶えず清潔に保ち、細菌の数を減らす努力をすることの方がはるかに重要である。経口摂取を控えることによって得られるのは、窒息のリスクを減らすことであり、肺炎を予防することではないのだ。

前章（第11話）で，ALS患者に対する喉頭摘出のことを述べたが，その最大の目的も，嚥下性肺炎の予防である．気管切開を行うだけでは，口腔内から気道への唾液の落ち込みを防ぐことは全く出来ない．ALS患者ではもともと咳をすることが出来なくなっているし，気管切開をしてしまえば，咳で唾液を排出することは不可能である．したがって，気管に挿入したカニューレから，昼夜休みなく絶えず落ち込んでくる唾液を吸引していないと，肺炎を引き起こしてしまうことになる．このような状態で何度も肺炎を繰り返す患者の姿をみてきたことが，私をして喉頭摘出の推進へと向かわせた第一の理由であった．気管切開の患者とは違って，喉頭摘出を行った患者では，唾液の落ち込みは全く生じない．したがって，気管口から絶えず唾液を吸引する必要がなくなるどころか，むしろ注意しなくてはならないのは，気道内の乾燥である．室内の乾燥を防ぎ，気管口をガーゼなどで覆って保湿に努めないと，気道内にわずかに分泌されてくる痰がまるで寒天のように固まってしまい，場合によっては窒息の原因にもなりかねない．しかし，この点さえ注意すれば，完全な球麻痺に陥ったALS患者でも，嚥下性肺炎を起こさないようにすることが出来るのである．

◆参考文献

1) Iwata M：Clinical management of ALS according to the severity stage. "Amyotrophic Lateral Sclerosis. Recent Advances in Research and Treatment", ed by Tsubaki T, Yase Y. Excerpta Medica, Amsterdam, 1988, pp 223-229.

第13話

偽りの核の葛藤

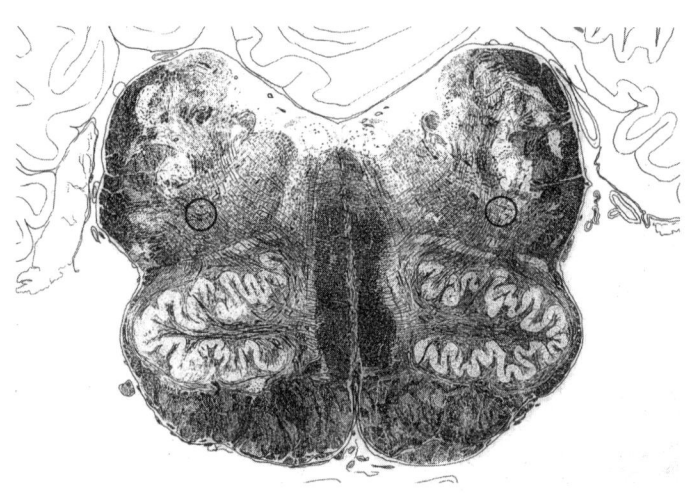

図18：人脳の連続標本のスケッチ．○印は偽核．

東京医科歯科大学の解剖学教室で，人脳の連続標本をスケッチしている頃，延髄にある偽核（Nucleus ambiguus）という細胞集団の名前に興味を持った（**図18**）．ラテン語の名前は，"曖昧模糊たる核"という意味であるのに対し，日本語の名前は"偽の核"であり，全く意味が違うのを不思議に思ったのである．脳や脊髄の中で核という名を与えられているのは，同じ形の神経細胞が，明らかに他とは異なった存在として識別できるような集団を成して存在している場合であるが，延髄の横断標本で偽核を探しても，それらしき細胞集団は見つからない．それもそのはず，この核は，延髄の上下方向に細長く伸びた細胞集団であり，横断面では数個の細胞しか観察できないのである．しかも，その周囲は神経細胞と有髄線維が混在している延髄網様体であるため，核と名付けられるようなものは見えない．これが，曖昧模糊とした核というラテン語名の由来である．この表現は，少なくとも延髄の横断面を観察している限りは，むべなるかな，と思われる．しかし，延髄の縦方向の断面を作って観察すると，長軸方向に細長く連なる細胞集団が見えてくるのであり，曖昧模糊としていたのは，単に観察の視点が適切ではなかったと言うに過ぎないことがわかる．それと同時に，視点を換えればはっきりした核として観察できるのであるから，偽核という日本語名は甚だ不適切な名前である．曖昧模糊としているということは正体が明らかでないということであり，偽者であるという意味ではない．少なくとも延髄のこの細胞集団の名前としては，Nucleus ambiguus には納得できないでもないが，偽核という名前は全く間違っていると思う．ラテン語名をその

まま邦語訳するならば，"曖昧核"と呼ぶべきであろう．しかし，名前というものは一旦命名されてしまうと，意味が違うからといっておいそれと変更することは出来ない．単なる呼び名と考えるなら，体を表さない名であったとしても，受け入れざるを得ないであろう．

　さて，理屈はこれまでとして，ここからが生物学である．これまでも繰り返し述べてきたように，ヒトの頭の部分においても，遠い先祖が持っていた鰓孔の記憶が形として残っている．鰓孔を拡げたり狭めたりする筋肉は，鰓弓筋（branchial muscles）と呼ばれており，咀嚼筋や顔面筋，そして嚥下や発声を行うための咽頭や喉頭の筋肉などは，すべてこれ鰓弓筋に由来する筋肉である．偽核は，最後のグループの咽頭や喉頭の筋肉を支配する運動神経細胞の集団である．この核の細胞から出た軸索は，迷走神経の一部として延髄の外に出て，咽頭や喉頭に向かっていく．面白いのは，偽核の細胞の軸索の走行である．偽核から出た軸索，すなわち迷走神経の髄内根は，一旦延髄の背側に伸び，それからUターンして腹側に方向を転じ，延髄の外側から脳の外に出てくる．このUターン軸索は，鰓弓に由来する筋肉を支配する運動神経細胞に特徴的な形であり，三叉神経の運動枝の軸索も，顔面神経の軸索も，脳幹内でUターン走行を示す．このような軸索の走行は，偽核とほぼ同じ領域にあって舌の筋肉を支配している運動神経細胞の集団，すなわち舌下神経核の軸索が，核を出るやいなや直接腹側にまっすぐ進み，舌下神経として延髄の腹側から外に出てくるのとは大きく異なっている．この違いこそが，両者の由来の違い

を意味しているのだ．舌下神経核で支配されている舌の筋肉は，元はといえば前頸筋や腹直筋と同じ系列のもの，すなわち体節に由来する筋肉であって，鰓弓とは関係ない．頭の部分で体節に由来する筋肉としては，他に外眼筋があり，これを支配する動眼神経や外転神経も同じような走行をとる．ただし，外眼筋を支配する神経のうち滑車神経だけは別物で，後に述べるように突拍子もない走行を示す変わり者である．

　鰓弓に由来する運動神経がUターンするのには深いわけがある．胎生期に脳と脊髄の元になったのは，神経管であるが，神経管には背腹の機能分化が起こる．体節に由来する筋を支配する運動神経細胞，すなわち体性運動神経細胞（somatic motor neuron）は，底板（basal plate）と呼ばれる神経管の腹側部の神経細胞から分化してくる．これに対し，翼板（alar plate）と呼ばれる，神経管の背側部には，感覚入力を受ける細胞が出来てくる．その本来の形を最もよくとどめているのは脊髄であり，体性運動神経細胞は，その前角（anterior horn）に存在しているのに対し，後角（posterior horn）には感覚神経が入ってくる．面白いのは，脊髄側角（lateral horn）と呼ばれている部分の自律神経性運動神経細胞，すなわち臓性運動神経細胞（visceral motor neuron）である．これらの細胞は，本来は軸索を腹側ではなく背側に伸ばし，感覚入力を運ぶ後根のすぐ腹側から脊髄外に出てきていた．それが進化の流れのうちに，前角の体性運動神経細胞の軸索と同じように，軸索を腹側に伸ばし，前根として外に出てくるようになっていった，と考えられている（**図19**）．

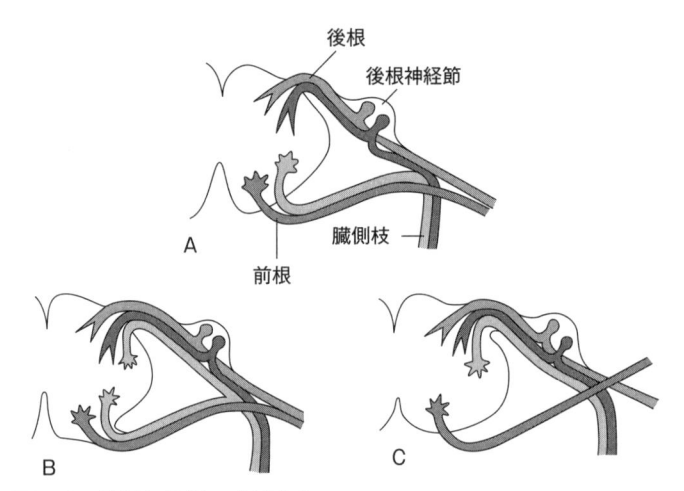

図19:前根と後根の成り立ち
A:現存哺乳類では,臓性運動神経細胞の軸索は前根から出る
B:下等脊椎動物では,一部の臓性運動神経細胞の軸索は後根から出る
C:仮想的な下等脊椎動物では,臓性運動神経細胞の軸索は全て後根から出る
(Romer AS: The Vertebrate Body, Shorter Version, 3rd ed, Saunders, 1963, p 377 より)

　延髄以上になると,延髄や橋では細い管であった中心管の背側が左右に大きく広がって,第4脳室となるが,このことは,本来は背腹方向に生じていた機能分化が,内外方向の分化に変化することを意味している.すなわち,底板は内側に,翼板は外側というように並び方を変える(**図20**).こうしてできた延髄では,舌下神経のような体性運動神経細胞は,まっすぐ腹側に軸索を伸ばすのに対し,自律神経の遠心路である臓性運動神経は,外側に軸索を伸ばす.迷走神経には副交感神経系の重要な成分をなす大量の臓性運動神経細胞があり,これらの細胞

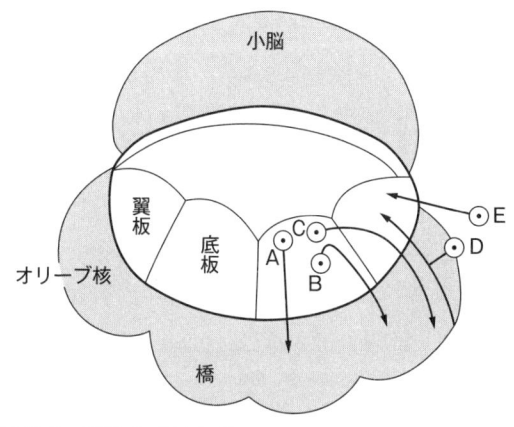

図20：延髄の成り立ち
A：体性運動神経　B：特殊臓性運動神経　C：一般臓性運動神経
D：体性感覚神経　E：特殊臓性感覚神経

は迷走神経背側核という細胞集団を作っているが，ここから出た軸索は，外側に伸びてゆく．すなわち一般臓性運動神経細胞としての本来の姿をとどめている．鰓弓由来の筋肉は，一般臓性運動神経細胞で支配されているような平滑筋ではなく，立派な横紋筋であるが，それを支配する運動神経細胞は，細胞集団としては脊髄前角の背側部に対応する延髄や橋の腹側に位置しているものの，その軸索は，自律神経性運動神経細胞の軸索に合流せんとするかのように，背側に向かい，後の運命を副交感神経とともにする．このように見てくると，偽核から出る軸索のUターンには，身は横紋筋支配の体性運動神経細胞でありながら，心は臓性運動神経細胞でありたいと願う，偽核神経細胞の葛藤が明らかに示されていると言える．このように，体性

偽りの核の葛藤　093

か臓性か，自分の帰属を決めかねているのが，三叉神経運動核，顔面神経核，そして偽核といった鰓弓由来の横紋筋を支配する運動神経細胞集団に共通した特徴であり，それゆえに，これらの核の運動神経細胞には，特殊臓性運動神経細胞(special visceral motor neuron)という名誉な名前が与えられているのである．

◆参考文献
1) Romer AS: The Vertebrate Body, Shorter Version, 3rd ed. Saunders, Philadelphia and London, 1963, pp 375-378.

本書初版発行後に，私が「疑核」を「偽核」と勘違いしていたことを，友人の解剖学者からご指摘いただいた．彼の指摘通りNucleus ambiguusの日本語名は，確かに「疑核」であって「偽核」ではない．神経核かどうか疑われるほど曖昧だとの意味だとすれば，第13話の冒頭で述べた私の疑問は雲散霧消してしまう．この章のタイトルも，本当は「疑われた核の葛藤」となるはずだったと思う．ここに，誤りを指摘いただいた友人に感謝するとともに，名前に不当な言いがかりをつけてしまったことに対し，「疑核」にお詫びしたいと思う．

(2013年5月　岩田誠)

第14話

見返り美人の神経

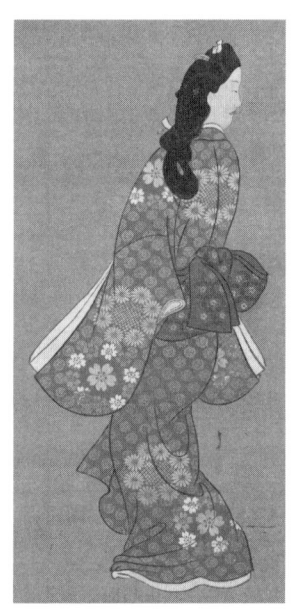

菱川師宣・筆　見返り美人図
(東京国立博物館所蔵, Image：TNM Image Archives)

かつて，解剖学教室の助手として解剖学実習の手伝いをしていたことがあった．実習の屍体は，大腿動脈からフォルマリンを注入して固定した後，あらかじめ脳だけを取り出しておく．この"脳出し"は助手の仕事だった．さて，実習が始まったとき，あるグループの学生たちが私を呼ぶので近寄ってみると，どうしたわけか"脳出し"をしていない屍体が出されていた．早速"脳出し"を済ませた屍体に取り替え，"脳出し"をしていない屍体のほうは教育用標本作成のため，私自身で解剖することにした．

　"脳出し"をするときに取り出すのは脳だけであり，脊髄は屍体のほうに残しておく．このため，延髄の下端で脳と脊髄を切り離すことになるのだが，それによって延髄から脊髄に移行していく部分の観察は十分にできない．"脳出し"をするたびにそれを残念に思っていた私は，この機会に，普段観察できない延髄脊髄移行部の肉眼解剖学をじっくりと勉強させてもらおうと思ったのである．そこで私は，その屍体の頭蓋を普段どおりに開けた後，まず大脳だけを取り去り，中脳以下は残したまま頭蓋の後半と上部頸椎の椎弓を大きく取り除き，次いで小脳もすべて取り去って，中脳から脊髄上部までをつながった状態のまま観察した．こうしてみると脳幹から出ていく脳神経の頭蓋内での走行や位置関係がよくわかり，大変に勉強になった．そして，ここではっきりと見えてきた副神経の不思議な姿は，私にとって新しい驚きだった．

　副神経は2つの根からなる．延髄根は咽喉頭筋支配の運動神経で，副神経として頭蓋底の頸静脈孔を通り過ぎるやいなや

迷走神経に合流する．これでは，迷走神経の添え物じゃないかということで，トーマス・ウィリス(Thomas Willis)は副神経と名付けてしまった．しかし，副神経にはちゃんとした本幹があり，決して迷走神経の添え物なんかではない．上部頸髄の前角から出て，胸鎖乳突筋と僧帽筋を支配している運動神経が，副神経脊髄根となって脊髄の脇を頭蓋内にまで上行し，延髄根と一緒になって頸静脈孔を出した後，延髄根が迷走神経に合流したあとも独立不羈の神経として下行する．これが本幹である．フランスではこの独立性が評価され，副神経という名ではなく，脊髄神経(nerf spinal)という名称で呼ばれている．

　さて，先に紹介した解剖屍体で，私は副神経の脊髄根を詳しく観察した．こうしてみると，この神経根は運動性であるにもかかわらず，まるで後根のように頸髄の背側から出て，脊髄背側を上行していくということがよくわかる(**図21**)．横紋筋支配の神経根が前根としてではなく後根として脊髄を出て行く様は，実に不思議であるが，脊椎動物における前角の運動神経細胞の中には脊髄の腹側ではなく，背側から軸索を出すものがあることはよく知られている．そのような変わりものの運動神経細胞は，鳥類の脊髄でこれを精力的に研究した学者の名前をとってレンホセック(Lenhossek)細胞と呼ばれている(**図22**)．副神経脊髄根の起始細胞は，まさにこのレンホセック細胞である．

　レンホセック細胞の仲間には，滑車神経というもう一つのとんでもない変わりものがいる．この神経も脳幹の背側から軸索を出しているが，交差というもう一つのおまけがあり，例えば，

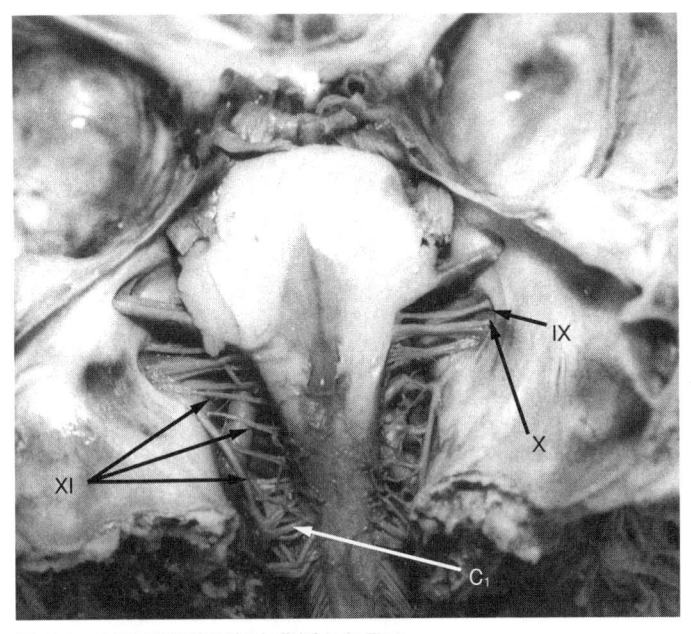

図21：延髄脊髄移行部を背側から見る
IX：舌咽神経　　X：迷走神経　　XI：副神経　　C1：第１頸髄後根

　左側の滑車神経核から出る神経根は，中脳の背側で交差して右側の滑車神経になる．滑車神経がなぜこのような不可解な走行をとっているのかは謎だが，面白いことに，滑車神経と副神経というレンホセック細胞同士は，よく一緒に動く．右後ろを振り返り，流し眼を送るときには，左の胸鎖乳突筋と右の上斜筋が収縮するが，このとき働いている運動神経細胞は，いずれも中枢神経内では左側に位置する滑車神経と副神経の起始核にあるレンホセック細胞だということになる．見返り美人は，彼女

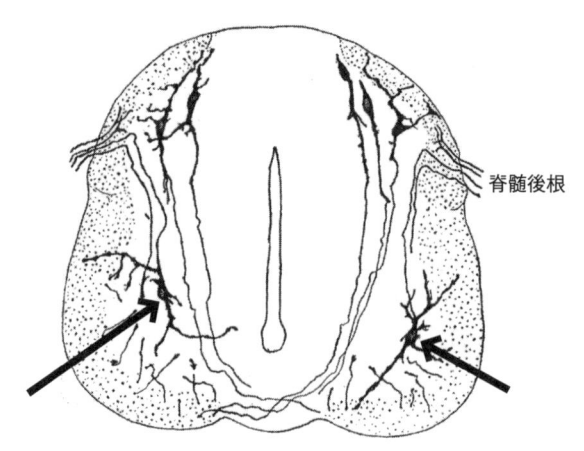

図22：鳥類の脊髄におけるレンホセック細胞（矢印）
(Cajal S Ramón：Histologie du Système Nerveux de l'Homme et des Vertébrés.（Traduction par Azoulay L), Tome I, Consejo superior de Investigaciones Cinetificas Instituto Ramon Y Cajal, Madrid, 1952, p 370 より)

の項に注がれる視線の方向に，文字通りインパルスを送っているのだ．

　本幹の損傷による副神経麻痺は珍しくない．特に頸部リンパ節が腫れたときとか，これを手術したときなどによく見る．このとき，胸鎖乳突筋と僧帽筋の両方が麻痺する場合と，後者だけが麻痺する場合とがある．前者にいく枝はかなり上の方で本幹から分かれてしまうため，首の下半分の高さで副神経が損傷されたときには，後者だけの麻痺が起こる．僧帽筋の麻痺は胸鎖乳突筋の麻痺より見逃されやすいが，次のように観察すれば，それほど診断に難しいことはない．両上肢を前方に挙上し，"前へならえ"の動作をしたときの肩の高さを左右で比較すると，

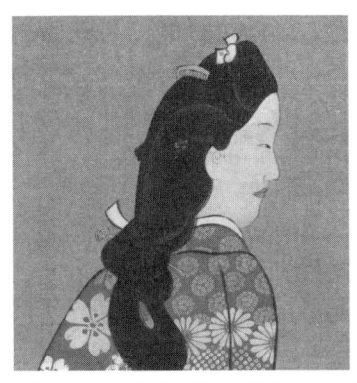

図23:菱川師宣・筆　見返り美人図
(全身は96頁)

麻痺側では肩の上がりが少なく，また鎖骨上窩が異常に陥入して見える．これは，鎖骨の上にできた井戸のように見えることから，"鎖骨の井戸徴候（signe de puits claviculaire）"と呼ばれる．このとき背中側から見ると，麻痺側では肩甲骨の内縁が脊柱から遠く離れて外側に移動するのがわかる．僧帽筋が麻痺したために，肩甲骨を脊柱にしっかりと繋ぎ止めておくことができないのである．

　ここで菱川師宣の見返り美人図（**図23**）をよく見直したところ，とんでもないことに気づいた．右後ろを振り返ったこの元禄美人は，流し眼を送っているどころか，その右目は明らかに内転している．首と眼球が反対方向に動くなんてことは，自然には起こらない．昏睡状態なら，人形の眼現象陽性，とでも言いたいところだが，意識状態は正常である．さすれば，彼女には眼球運動失行があったのだろうか，と空想してみた．ところ

が気がついてみると，こんな不思議な現象を描いているのは師宣だけではない．江戸時代初期に活躍した浮世絵師，懐月堂安度の美人画でも，左後ろに首をひねった粋な女郎さんの眼球は，完全な輻輳位をとる．すなわち，寄り眼をしている．こんな不思議な組み合わせの運動は，自然な動作として起こったのではなく，極めて意図的になされたもののはずだ．師宣の美人も，懐月堂の美人も，流し眼を送ったりしているのではない．これは明らかな拒絶のまなざしなのだと気づいた．普通なら協調して動くはずの，2か所のレンホセック細胞の活動を解離させ，絵を見るものをして，ああ，やっぱりふられちゃった，と感じさせるアーティストの企みは，ものの見事に成功しているようだ．

◆参考文献
1) 岩田　誠：形態学とは何か―原型とメタモルフォーシス．臨床放射線 55:1233-1240, 2010.

第15話

のどから出た手

魚の場合

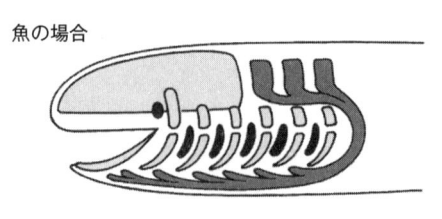

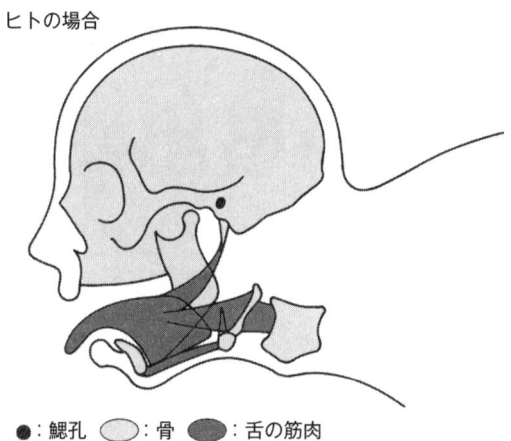

ヒトの場合

● ：鰓孔　　：骨　　：舌の筋肉

図24：口の中の腕（arm in mouth）
（三木成夫：生命形態学序説—根原形象とメタモルフォーゼ．うぶすな書院，1992，シェーマ原図28より）

その昔，欲しいものを渇望する様を，「のどから手が出る」と表現することに思い至った人は，脊椎動物の形態進化の専門家であったに違いないと思う．舌というものは確かに第三の手といってもよいほど，形態学的にも機能的にも手にそっくりである．舌の本態は舌筋と呼ばれる筋肉であるが，形態進化の立場から言うと，舌筋は頸部筋節（myotome）の腹側部から生じるものであり，腹部体節の腹側部から生じてくる腹直筋の親戚筋にあたる．ところが，腹直筋はせいぜいボディビルの見せ場になる程度の半端な役割しか果たせないのにもかかわらず，舌筋のほうは，生活を支える道具として，実に目覚ましく活躍をするようになった．舌が生活の舞台で主役に抜擢されるようになったのは，それが口の中に移動したため，捕食行動において大いに役立つようになったからである．したがって，舌は，顔面筋や咀嚼筋，口蓋・咽頭，喉頭の筋などの鰓弓由来の筋肉と同じ脳神経グループに属し，摂食や構音といった共通の機能に関与しているにもかかわらず，そのオリジンにおいては，これらとはまったく異なっている．

　実は，舌なるものの原型は，サメのような軟骨魚時代から存在していたのだが，舌下神経という名ではなく，"後頭神経（ヒトの後頭神経とは異なった神経であることに注意！）"と呼ばれる3対の脊髄神経により支配されている体壁筋であり，鰓弓の骨格の腹側を覆っていたため，鰓下筋と呼ばれていた．鰓下筋の働きは，鰓弓に由来する鰓弓筋と拮抗して口や鰓孔を開くことにあった．さて，鰓下筋を形成した筋節のすぐ尾側の体壁筋からは，胸びれが作られたが，これを前足に変えて陸に上

がった脊椎動物は，水中にいたころとは違って，黙って口を開けているだけでは餌を食べられないことを悟った．陸に上がって4本足で立つ限り，前足は自由にならないからである．かくして，口で捉えた食物を効率よく飲み込むために使うことのできる"口の中の腕(arm in mouth)"がどうしても必要となったのである．そこで手っ取り早いところから動員されたのが，陸に上がったため鰓がなくなり，あわや失業しかかっていた鰓下筋であった．鰓下筋は口の底から口中に突入し，舌となる（**図24**）．脊椎動物は，こうして喉からの手を出したわけである．この"口の中の腕"を獲得したのが，爬虫類であった．

このように口の中に移動した舌筋の役目が，正真正銘の第三の手として，口の中に餌を運び込むことであるのは当然のことである．舌の存在意義は，最初から「のどから手を出して」欲しいものを獲得することにあった．電光石火のごとく繰り出されるカメレオンの舌は，数十センチ先に止まっている昆虫を，あっという間に口の中に運ぶ．これはまさに素早い引ったくりの手だと言えよう．べらぼうに長い舌を使って，餌をあさるのはアリクイの得意技だが，鳥の仲間にも似たような技の持ち主がいる．これらの動物において，舌はまさに「のどから出た手」であり，これがなければ彼らの食生活は成り立たない．のどから出る手である舌は，様々な脊椎動物において，欲しいものを手中に収めるために最も有効な手段を提供してくれているのである．

さてそれでは，ヒトの舌は何をしているのだろうか．ヒトは，2本の足ですっくと立ち上がったときから，舌に対して「のど

から出た手」の役割を剝奪してしまった．立つことによって自由になった2本の腕と，2つの手は，舌よりはるかに自由に，はるかにすばやく動くため，欲しいものを捕らえるのに舌を使う必要はなくなってしまったのである．捕食のための手としての舌の役割は，ここに終わりを告げた．しかし，そうして終わったはずの主役の座が，間髪を入れず再び舌に与えられた．

　現在この世に生きている動物の中で，しゃべることができるのはヒトだけである．前に述べたように，咽頭・喉頭の形態学的な違いから，ヒト以外の高等霊長類は，全くしゃべることが出来ない．しかし，考古学的な研究から，ネアンデルタール人はある程度しゃべることが出来たのではないかと言われている．それは，ネアンデルタール人の喉頭はチンパンジーやゴリラよりずっと低い位置にあり，小さいながらも咽頭という腔所が出来上がっていたことが見出されたからである（**図25**）．咽頭が形成されれば，声帯からでた音は，そのまま鼻から抜けるだけでなく，口腔内に響き渡ることも可能となる．これが，話し言葉の実現において，決定的に重要なことであった．しかし，先にも述べたように，咽頭というものは決死の交差点なのであり，ヒトは話し言葉を得るための代償として，誤嚥や窒息のリスクを背負い込むことになった．しかし，口腔内に誘導された声帯音は，口腔内で見事に修飾されて，語音，特に母音に生まれ変わる．そのときの主役が，ほかならぬ舌である．

　舌筋は，縦横に走る沢山の筋束からなっているが，ヒトの脳は，これらの筋束の働きを，極めて繊細に調節する術を得た．この能力によって，ヒトは口腔内の容積や，その形を，極めて

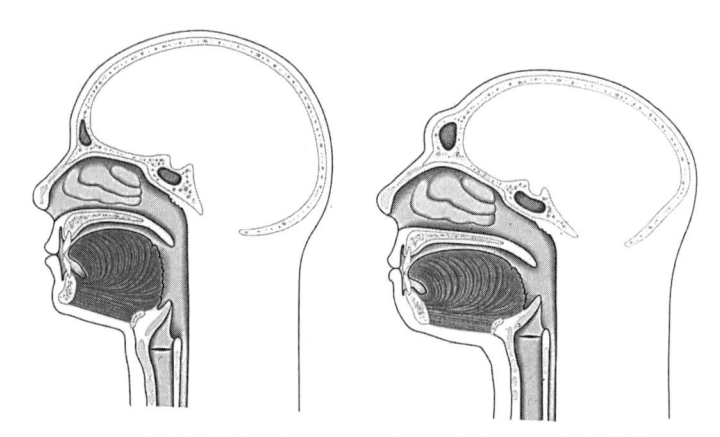

図25：現生人類（左）とネアンデルタール人（右）の咽頭の比較
(タッターソル I・著，高山 博・訳：最後のネアンデルタール．日経サイエンス社，1999, p 152 より)

自由に変えることが出来るようになったのである．すべてがこれ筋肉である舌は，その形を自在に変えることにより，口腔内の共鳴状態を変え，ブザーのような単なるスペクトル音であった声帯音を，何種類もの母音に変化させることを可能としたのである．すなわち，今日こうしてヒトがしゃべることが出来るのは，舌という第三の手に負うところが大きい．ヒトの舌は，もはや欲しいものを直接的に捕らえ，口の中に運ぶ役目は，とっくに放棄してしまっている．しかし，ヒトの口の中の手は，新たに獲得した「しゃべる」という能力を駆使し，脊椎動物全般に残っている古くからの直接的な行動よりははるかに大規模で，はるかに効率的で，しかしはるかにリスクの高い方法，すなわち言語という新しい武器を用いて，限りない欲望を満たす

ための行動を実現するに至った．かくして，ヒトにおける「のどから出た手」は，単に食べるものを捉えるだけでなく，自分が欲しいもの全てを獲得するための手としての役割を獲得したのである．

このように大切な役割を果たす舌は，筋萎縮性側索硬化症（ALS）という病気でおかされる（**図 26**）．この原因不明，治療法なしという病気は，体中の体性運動神経細胞をおかし，意志の力で営むことの出来る随意運動を全て奪っていく．四肢の筋肉がおかされれば，立ったり歩いたり出来なくなるだけでなく，腕や手も全く使えなくなるし，座位を保っていることも出来なくなる．顔面筋や咽頭，喉頭の筋肉もおかされて，ものを食べたり飲み込んだりすることが出来なくなるし，横隔膜や肋間筋

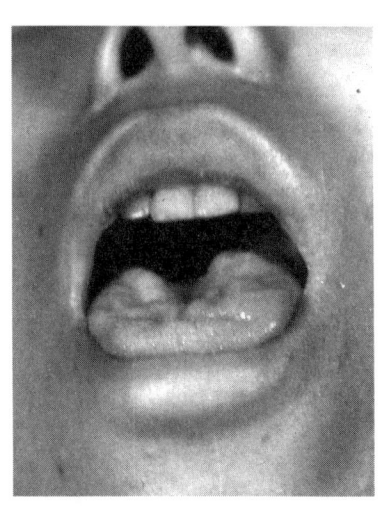

図 26：筋萎縮性側索硬化症における舌筋の萎縮

などの呼吸筋もおかされるので,いずれは呼吸も出来なくなる.人工呼吸器や胃瘻造設などの経管栄養を行わなければ,即,死に至る病である.このような状況の中で,患者さんが最も苦痛に感じるのは,話し言葉の能力が奪われて,自らの欲するところを,他人に伝えることが出来なくなることである.この病気では,舌の完全麻痺が必発であるから,たとえ声が出せたとしても,それは語音にならなくなってしまうからである.

この病気の初期状態の患者さんに出会った時,私がまず告げるのは,将来のコミュニケーション手段を確保することの重要性である.治療法がない以上,病気は進行し,必ず舌が動かなくなる,その時,どうやって意思表示をするのか,その手段をあらかじめ確保しておくことは,この病気と闘うために最も重要なことである.最近は,コンピュータを使って正確な意思表示を行うための福祉機器が開発されているし,そのような技術を駆使して,様々な活動を継続しておられる患者さんも多くなっている.しかし,ALSにおいて最も重要なのは,日常生活の中での様々な欲求を,どうやって周囲の人たちに伝えたらよいかということであると,私は思っている.このために極めて有用なのは,五十音を書いた,透明なプラスティック・ボードの文字板である.患者は,伝えたいメッセージを,文字版上で一字ずつ選択し,綴っていく.この文字選択は,患者自らが選びたい文字を注視することによってなされる.患者に,選びたい文字を注視したままでいるように指示して,文字板を上下左右に動かしてゆくと,患者の目と選びたい文字と,そして介護者の視線が一致するような位置が得られる.そのときに選ばれ

た文字が,患者が選択した文字なのである.時間はかかるが,このような操作を繰り返していけば,複雑な文章を書くことも可能になるのである.

　ヒトが自らの欲求を表現するには,どうしても舌が必要なのであり,舌の機能を失うということは,自らの欲求を表現できなくなることを意味する.自らの欲求を全く表現できなくなってしまえば,ヒトは生きていくことが出来ない.「のどから出る手」である舌の進化史は,ヒトにおける個人の存在意義を考える上で,極めて重要な問題を投げかけている.

◆参考文献

1) 三木成夫:生命形態学序説―根原形象とメタモルフォーゼ.うぶすな書院,東京,1992, pp 279-280.
2) Lieberman P: Uniquely Human. The Evolution of Speech, Thought, and Selfeless Behavior. Harvard Univ Press, Cambridge, 1991.
3) タッターソル I (著),高山　博(訳):最後のネアンデルタール.日経サイエンス社,東京,1999.
4) 岩田　誠:言語の脳機構.日内会誌 95:1691-1697, 2006.

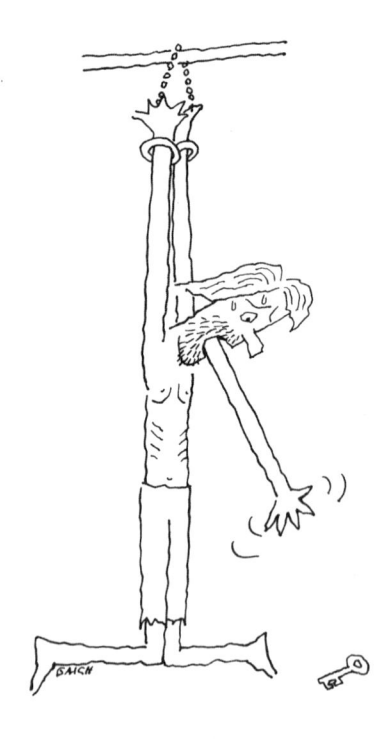

第16話

首の進化論

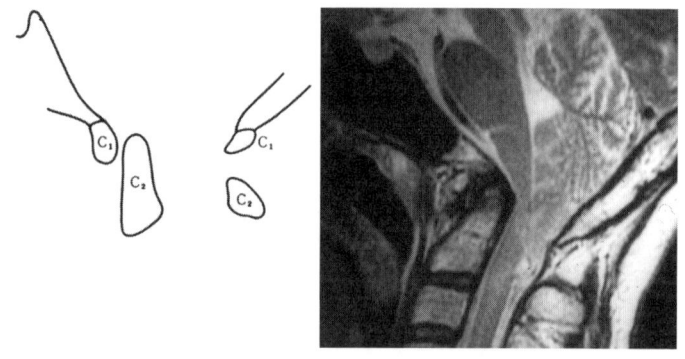

図27：環椎後頭骨癒合のシェーマ(左)と，軸椎による延髄錐体への圧迫とアーノルドキアリ奇形を伴う環椎後頭骨癒合症例のMRI
(Ikusaka M, et al：J.Neurol.Neurosurg Psychiat 60：357-358,1996 より)

先回述べたような"口の中の手"ができたのに伴い，頭の骨に大きな変化が生じた．鰓下筋の時代には，これを支配する"後頭神経"は，頭蓋の外から出る脊髄神経であったが，鰓下筋が舌となり，"後頭神経"が舌下神経になるとともに，最前部のいくつかの頸椎が頭蓋骨に癒合・吸収されてしまい，舌下神経は頭蓋内から出る神経に昇格する．すなわち，魚や蛙の時代には脊髄であった部分までが，脳の一部として，頭蓋内に取り込まれることになったわけである．したがって，舌下神経管は，両生類までは頸椎の椎間孔だったことになる．ヒトの頭蓋骨を観察していると，ときどき舌下神経管が1つの孔になっておらず，2つないし3つの孔に分かれている頭蓋を見ることがあるが，これは本来の頭蓋骨に癒合した最前部の頸椎が複数であったことを示す証拠であろう．またときには，癒合・吸収されたはずの最前部脊椎が頭蓋骨から分離して，後頭椎骨（occipital vertebrae），あるいは前環椎（proatlas）と言われるような骨片を形成していることがあるが，これは先祖返りの姿であろう．

　脊椎動物の進化史上，このような頸椎の頭蓋骨への取り込み事件は，舌下神経のときが初めてではなかった．脊椎動物の古い先祖に当たるヤツメウナギの時代には，迷走神経でさえ，頭蓋外から出ていたのだが，下顎をもつ魚類の登場とともに，ヤツメウナギの時代の脊椎の一部が頭蓋骨に取り込まれて癒合し，迷走神経は脳神経となった．このイベントを勘定に入れると，舌下神経のときは，進化史上二度目に起こった，頭蓋骨の頸椎取り込み事件となる．このような進化の道筋をたどったロ

シアの比較解剖学者ビストロフ（Bystrow AP）は，ヒトにおいて，もう一度このような取り込み事件が起こりつつあることを指摘している．日常臨床で，頭蓋骨や頚椎のX線写真を撮影したときに稀ならず観察するものに，環椎後頭骨癒合（occipitalization of atlas），あるいは環椎の後頭骨への吸収（assimilation of atlas）と呼ばれる奇形所見がある（**図 27**）．このような奇形の頻度は，全人口中の 1.1% 程度であると言われており，最前端に位置する頚椎が頭蓋骨に取り込まれるという事件は，今でもかなりしばしば起こっているということになる．一般的には，このような奇形は，胎内で環椎が頭蓋骨に押し付けられたためにできる病態であると考えられているのであるが，ビストロフによれば，これは病態ではなく，ヒトの進化の未来形を表現する変異である．

確かに，環椎後頭骨癒合は，偶然に発見されることが多く，それに起因すると思われるような神経症状はみられないことが多い．しかし一方，このような奇形には頭蓋底陥入症や環軸脱臼（atlanto-axial dislocation），アーノルド-キアリ（Arnold-Chiari）奇形，脊髄空洞症などといった明らかな病態を合併していることも稀ではなく，こうなると，痙性麻痺や小脳症状，球麻痺，筋萎縮，感覚障害など，大変にバラエティに富んだ神経症状が出現してくる．ビストロフ先生の予言どおり，環椎後頭骨癒合はヒトの未来形であるとするなら，ヒトの進化の行く末にはこんな神経症状が待っていると言うことになり，滅びの予言ということになる．やはりヒトは，結局頭デッカチになってしまって滅びるのだろうか．

さて，ここで頭蓋底陥入症（basilar impression）という病態について，注意を喚起しておきたい．この病態は，しばしば誤解されている．読んで字のごとく，これは大孔周囲の頭蓋底が内側にまくれ込んでいるという状態なのであるが，チェンバレン（Chamberlane）とかマグレガー（McGregor）とかいった名前の基準線より何ミリか上に歯状突起が突き出していることを頭蓋底陥入症というのだと思っている人が多いのは，困ったものである．これらの基準線は，頭蓋底陥入症を見出すための手がかりにすぎない．これらの線を用いて歯状突起の異常な突出が見出されたなら，3D-CT 撮影などを行って，大孔周囲の頭蓋底の変形をよく観察する必要がある．形の異常を判定するには，形そのものの観察が大切なのである．ものさしで測らなければわからないようなものは，形態と呼ぶに値しないと思う．

　いずれにせよ，頭蓋頸椎移行部から頸椎にかけての領域は様々な奇形が頻繁に見られるところであり，進化の推進力である突然変異が起こりやすいところのようである．中でも，最も多いものは，クリップル‐フェール（Klippel-Feil）奇形と呼ばれている頸椎の癒合である．今日では，一般に複数の頸椎の椎体が癒合しているものを全てクリップル‐フェール奇形と呼んでいるが，オリジナルの論文の中でクリップルとフェールが報告した症例（**図28**）は，肝を潰さんばかりの所見を呈していた．彼らの原著は，神経学的には全く異常のない男性の剖検記録であるが，胴体の上に直接頭が載っているために，生前"首なし男（l'home sans cou）"と呼ばれていた．剖検してみると，頭蓋骨と胸郭の間には，不思議な形をした1個の骨塊がある

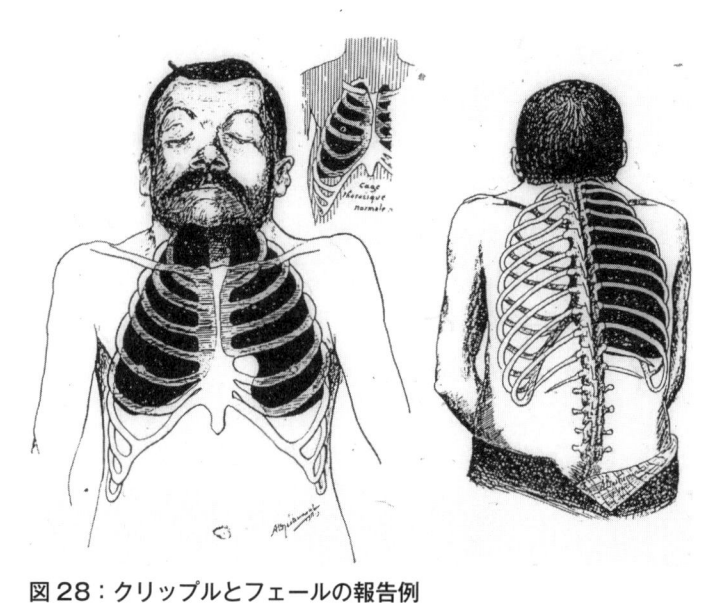

図 28：クリップルとフェールの報告例
(Klippel M, Feil A: Nouvelle Iconographie de la Salpêtrière 25: 223-250, 1912 より)

のみで，通常の頸椎は全く見られなかった．彼らはこの骨塊からは，脊髄神経根とおぼしき神経が上下を挟んで8対出てきていることを確認し，この骨塊が7個の頸椎が全て癒合したものであろうと結論付けたのである．今日流に，単に上下の頸椎椎体が癒合しているだけで，クリップル-フェール奇形の名を与えることを提唱したのが誰であるかは知らないが，そのように命名した人物は，その名前の由来となった原著報告を，自らは読んでいなかったのではないかと思われる．もし読んでいたとすれば，そんな程度の些細な奇形を，畏れおおくも"首

なし男"と同列に扱うような不遜な命名はしなかったであろうと思う．

◆参考文献

1) Bystrow AP: Morphologische Untersuchungen über die Occipitalregion und die ersten Halswirbel der Säugetiere und des Menschen. II. Mitteilung. Die Assimilation des Atlas und deren phylogenetische Bedeutung. *Zeitschr f d ges Anat* **102**: 307-334, 1934.
2) Klippel M, Feil A: Un cas d'absence des vertèbres cervicales avec cage thoracique remontant jusqu'à la base du crâne (cage thoracique cervicale). *Nouvelle Iconographie de la Salpêtrière* **25**: 223-250, 1912.
3) 岩田　誠：環椎と軸椎—上部頸椎の先天異常について．神経内科 **3**: 295-310, 1975.

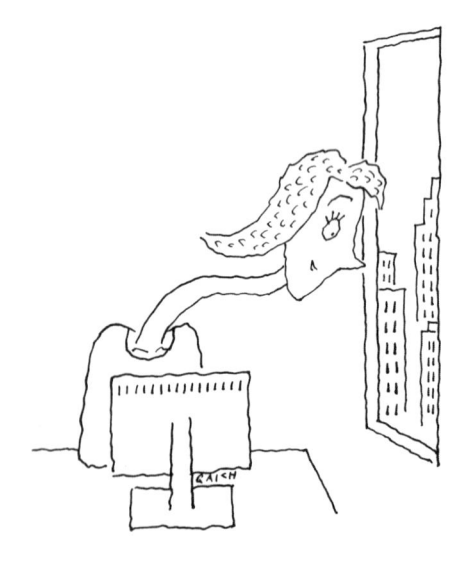

第17話

神様の失敗 1

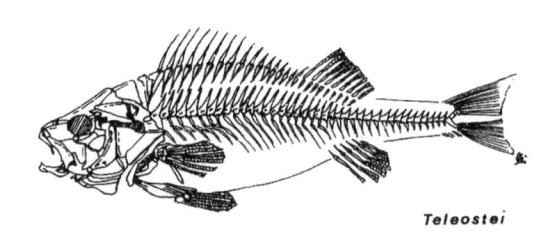

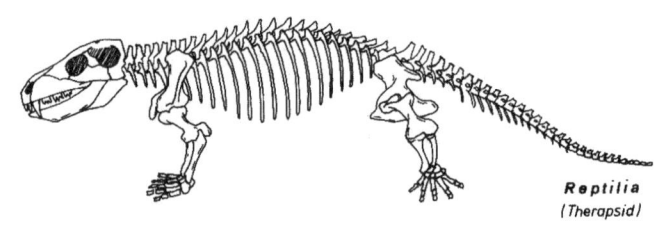

図 29：水に棲む魚（上）には首がないが，陸棲動物の爬虫類（下）では首がある

(三木成夫：生命形態学序説―根原形象とメタモルフォーゼ．うぶすな書院，東京，1992，シェーマ原図 8 より)

神様が粘土をこねあげてヒトを創造されたのだとすると，人体というものは実にびっくりするほど巧妙に，そして美しくできていて，神の御業には非のうちどころがないように思われる．なかでも特に素晴らしいのは，その手足である．この滑らかで美しい動きを実現している体肢は，まさに神の傑作中の傑作といえる．ところが一方，どう考えても神様が手抜きをなさったのではないかと疑いたくなるところもある．いや，神様も決して手を抜こうと考えられたのではなく，おそらく設計ミスだったのではないかと思う．そんな神様の失敗の第一として，私は頸椎を取り上げたい．甚だ不遜ながら，神経内科の医師である私は，神様の設計ミスのずさんさを追及しないわけにはいかないのである．

　そもそも，金魚みたいに水の中だけで暮らしているなら，首なんて必要ない．右を向いたり，見上げたり，あるいは振り返るのだって，水の中なら身体ごと方向を変えればよいのだから，首なんか作って無理に曲げたりひねったりすることはないのである．魚たちでは，頭蓋に連なる脊椎骨には，その最初から肋骨がついているので，頸椎はなく胸椎から始まっていることがよくわかる．頸椎ができたのは，脊椎動物が陸に上がったときである（**図**29）．大地にしっかりと手足をついて身体を支えたのはよかったが，これではちょっと後ろを振り返るにも大仕事であることに気がついた．蛇のように身体全体がくにゃくにゃと曲がるならいざ知らず，頸椎がなければ口のすぐ右側にある餌を食べるのにさえ，オイチニ，オイチニと足踏みして，身体全体の向きを変えなければならないのではないか．そんなまど

ろっこしいことをしていたのでは，餌は悠々と逃げていってしまう．そのことを予見しておられた神様は，頸椎という実に便利な仕組みを考案しておられた．そして，この頸椎骨の間に軟骨，すなわち椎間板を置き，この軟骨の弾力性を利用して，いくつかの頸椎同士が互いに少しずつずれ合うようにすれば，たとえ胴体が四つ足で大地に釘付けされていても，右も左も，上も下も向くことができるし，ちょっと無理すれば後ろを振り返ることだってできる．エウレカ！ 脊椎骨という画一部品をほんのちょっと加工するだけで，頭を胴体とは独立して動かすシステムができた．神様ご自身だって，これは大変な発明だと思われたに違いない．

　四つ足で歩いている間は，これは素晴らしい仕掛けだったが，ヒトが，四つ足時代の頸椎のままで立ち上がってしまったときに，問題が出てきた．直立して身体を起こしたままでいると，頭の重みがずっしりと頸椎にかかってくる．しかし神様には，脊椎動物を2本足で立たせた経験がおありだった．恐竜と鳥のときには，頸椎の設計変更をなさらなくとも，事はうまく運んでいたのである．だから神様には，十分な自信がおありだった．ヒトの脳みそは恐竜や鳥のそれよりはずっと重くなっていたことや，鳥は空中で魚のように身体ごと向きを変えることができたことも，あまり大きな問題ではないと思われた．ところが，いざ神様のお勧めに従って立ち上がってみると，その脳みそは，脊椎動物の進化史上それまで経験したことのなかったびっくりするような重さだったことに気づいたが，ヒトは何とかそれに耐えてきた．しかし，椎間板がたかだか40年の耐久

性しか保証されていなかったことは,すっかり忘れられていた.いや,神様も多少は不安に思われたかもしれない.でも40年もてば結局一生保証されるのと同じじゃないか,というのが,神様の結論だった.結局,頸椎には特別な設計変更をせずに2本足で直立,ということになった.

ところが,神様の予想を裏切って,ヒトは40歳をすぎても延々と生き続けてしまう.そんなわけで,誰でも40年も生きると,頸部変形性脊椎症,略して頸椎症というやっかいな病気に悩まされることになったのである.来る日も来る日も,重い頭をのっけたまま,上を向いたり下を向いたり,振り返ったりしているうちに,すりこぎで摺られるようにして徐々にその弾力性を失った頸椎の椎間板は,どんなに変形してもまた元の形に戻ることのできた時代を忘れ,くたびれ果てた線維塊となって骨と骨の間からはみ出したままになってしまうのである.日頃,首をぐるぐる回す体操をしたり,コンチネンタルタンゴやエアロビクスでするように,首をさっと急激にひねったり,はてはまたヨガでするように極端な捻転姿勢をとることを繰り返していれば,椎間板の変性は大いに加速される.私が見た頸椎症のうちで最も激しい変化を生じていた患者さんは,アマチュアレスリングの選手をしていた方だった.組みひしがれて両肩がマットにつくとフォール負けになるこのスポーツでは,ブリッジといって,首と背中を弓なりに反らせてフォールを避ける技が要求されている.しかしこの動作こそ,椎間板にとっては最もダメージの生じやすいものなのであり,ブリッジを繰り返すごとに,彼の椎間板は悲鳴をあげて破壊されていったので

ある．これも耐久性40年という材料なのだから致し方ないのだが，なんとも情けない姿である．

　私のところに来られる頸椎症の患者さんの多くは，神経根や脊髄に障害を生じておられる．障害がひどければ，場合によっては手術をお願いすることもある．しかし，大半の患者さんの神経症状は軽度であり，少し安静をとっていただければ，症状がずっとよくなったり，消失してしまったりする．また，外傷を受けたときとか，ドック検査とかさまざまな機会に，神経症状のない頸椎症が偶然発見されることも少なくない．いずれにせよ，頸椎症の患者さんでは，日常生活において頸椎の動きをいかに制限するのかが，予後をよくするための最重要課題である．そのため私は，頸椎症の方には「金魚になりましょう」ということにしている．「あなたの病気は残念ながら神様の設計ミスから起こったものなんです．だから，そんな設計ミスでも平気な金魚の時代に戻りましょう．金魚は決して首を左右にひねったり，上下に曲げたりしませんよ．後ろを振り返ることもしませんよ．」

　実はかくいう私自身，痛い思い出がある．車でバックしようと，後ろを振り返るたび，右手の中指に鈍い痛みを生じ，しまったと思うことが続いたのである．そこであるとき思い切って，サイドミラーだけをたよりにバックすることにした．車のほうは，少々ぶつけて凹んでも取り替えがきくが，こっちの頸椎のほうは取り替え不可能なことに気付いたからである．幸いなことに，今のところどこの駐車場でもこれといったクレームをいただいたことはない．サイドミラーさえあれば，金魚でも安全

にバックができるのである．ただ，金魚に徹することは意外に難しい．ドライバー諸氏におかれては，車庫入れの時はいつも，「私は金魚，私は金魚」と唱え続けていて欲しいものである．

◆参考文献
1) Romer AS:The Vertebrate Body, Shorter Version, 3rd ed. Saunders, Philadelphia and London, 1963, pp 134-143.

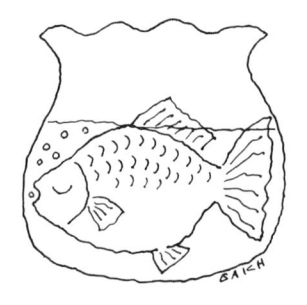

第18話

痛む首

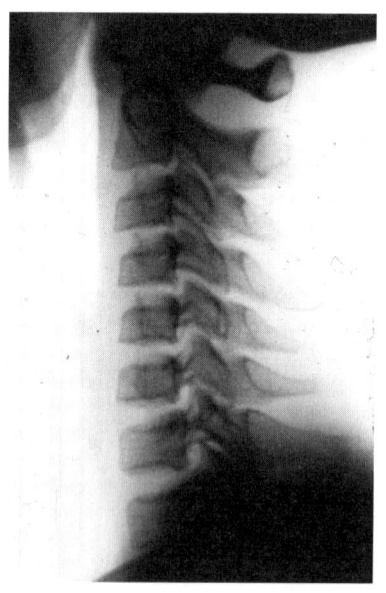

図30：前弯のない straight neck の X 線像

先回述べたように，骨格としての首は神様の設計ミスであり，私たちは単純にその欠陥構造物の被害者であるに過ぎないのであるが，だからといって，私たちが日頃の努力を怠ってよいというわけではない．私たちに課せられた努力，それは，首の上にのっかっている重い頭を，どうやって支えてゆくかということである．

　頭は結構重い．3〜4キログラム，あるいはもっとあるかもしれないこの重量を支えているのは，頭に比べて余りにも細い頸椎である．しかも，頸椎が頭蓋骨を支えている位置が，ほとんど球形に近い頭蓋骨の真ん中にありさえすれば支えるのに苦労はないのに，頸椎が頭蓋にくっついている位置は，残念ながら頭蓋全体のかなり後ろ寄りである．おまけに，球形の頭蓋の前方には，顔という余計な構造物がくっついているのだから，頸椎には絶えず前向きに倒れかかる回転力がかかっている．頸椎をシーソーの支点になぞらえるなら，支点からシーソーの両端までの長さも，両端に乗っている重りも，極めて非対称であり，圧倒的に前方優位である．すなわち，物理的な法則によりシーソーは前のほうに傾き，頭は前方にガクンと落ちる運命にあるのだ．

　この重量不均衡をいささかでも解消しようとして，神様も少しは工夫をされた形跡がある．それは，7つの頸椎骨は，まっすぐ上下に積み重なっているのではなく，前方に凸の緩やかなカーブを描いて積み重なっていることである．この前方凸のカーブがあると，頭を支えるシーソーの支点が，頸椎と頭蓋骨との繋ぎ目より前方に移動するため，頭全体の重量がかかって

くる重心線は,この前方に移動した支点の近くを通るようになり,なんとかきゃしゃな頸椎で,重い頭を支えることが出来るようになる.このカーブを考えつかれた時,神様は「ヤッタ!」と思われたに違いない.確かにそれは,実に見事な工夫であった.ところが,ヒトはその250万年の進化の中で,神様の見込みを完全に裏切るような形態変化を遂げてしまった.それは"まっすぐな首(straight neck)"と呼ばれる変化であり,頸椎の前方凸のカーブが失われ,7つの頸椎が上から下までまっすぐに並んでしまうものである(**図30**).こうなると,シーソーの支点は,頭蓋骨と頸椎との連結部に移らざるを得ない.さすれば,それまで重い頭を支えてなんとかバランスをとってきた頸椎は,もうお手上げである.頭は,前方にガクンと落ちっぱなしになってしまう.しかし,これでは,頭は完全に下を向いてしまい,まともに前を見ることは出来なくなってしまう.それを防ぐため,頸椎の後ろ側についている数多くの筋肉がぐっと収縮し,頭と首が前方に落ちてしまわぬよう,懸命に支えようとする.ところが,これらの筋肉の強い収縮が慢性的に持続すると,そのうち様々な困った症状が生じてくる.その最大のものは,首凝りと後頸部を中心とする痛み,あるいは頭痛である.これは,筋肉そのものに由来する部分もあるが,筋肉を貫いて頭皮のほうに出てくる神経を挟み込んでしまうための痛みの要素も大きい.また,これらの筋肉は,姿勢制御に与る筋肉であるから,慢性的な持続収縮は,姿勢制御の働きを障害し,"頸性めまい"と呼ばれているような,ぐらぐら感,不安定感を引き起こす.更に,これらの筋肉内には,多くの自律神経線維が

分布しており,これらの神経が障害されると,多汗やほてりといった様々な自律神経症状をもきたす.そして,これら様々な症状に長年悩まされてきた患者は,うつ状態に陥り,抗うつ薬の投与を受けるが,原因がなくならないのであるから,薬物の効果は現れない.頭蓋から頸椎後部にある,こういった筋肉の慢性的な持続収縮によって生じるこれら一連の症状を,私の大学時代のクラスメイトの松井孝嘉博士は,頸性神経筋症候群(cervical neuro-muscular syndrome)と名付け,その診断と治療の普及に努めている.

　頸性神経筋症候群に悩む患者の数は,今日大変な勢いで増加している.松井博士はこのような病態に対し,デスクワークを行う上での作業姿勢の矯正,一定時間ごとの休憩による局所安静と頸部の筋緊張を緩めるための体操などの患者教育を行い,またこれらの筋肉に対する低周波電気刺激を用いた積極的治療によって,多くの患者の症状を取り去り,頑固なうつ状態からの解放を実現している.

　このような病態がどんどん増加してきている最大の要因は,デスクワークにおけるコンピュータの普及である.かつてのデスクワークでは,机の上におかれた紙の上での作業であったから,視線は常に下向きであり,頭部は前方に落ちた状態でよい.すなわち,後部の頸筋をそれほど使わなくても頭部を支えることが出来たわけである.しかし,今日のデスクワークでは,コンピュータの画面を見つめ続けるため,視線は下向きではなく水平方向に向けられなければならない.したがって,少しでも体が前かがみになれば,必然的に顎を上げ,頸部を背屈した姿

勢を保たなければならなくなる．このためには，後頸部の筋肉を常に収縮させていなくてはならない．これを毎日続けていれば，頸性神経筋症候群を生じてくるのは当然である．機械を使っていたはずの人間が，機械に使われてしまった情けない結末が，この病態なのである．われわれ人間は，コンピュータのような機械の奴隷ではない．松井博士が長年取り組んできた頸性神経筋症候群との闘いは，機械に使われっぱなしである人間に対し，日常生活の主導権は，機械にではなく人間にあるのだということ，そして人間は自らの身体に合わせて機械を使いこなすべきであることを教えてくれた闘いである，と言えよう．痛む首は，現代人の日常生活に潜む大きな欠陥を気付かせてくれる，注意信号なのである．

◆**参考文献**

1) 松井孝嘉：新型「うつ」―原因は首にあった！　大和書房，東京，2009.
2) 松井孝嘉：新型うつと不定愁訴の新治療法完成―頸性神経筋症候群と自律神経失調症. *Brain Medical* 24: 63-72, 2012.

第19話

肩とはどこか

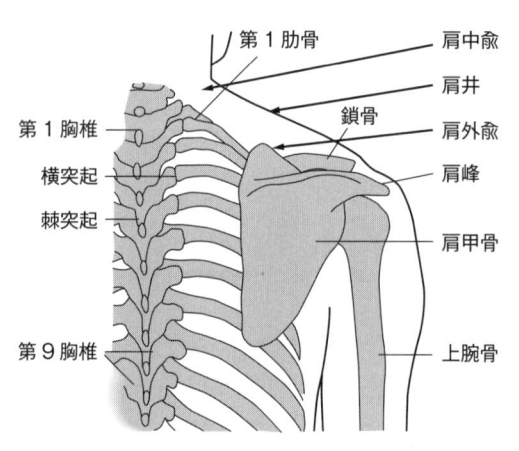

図31：肩凝りの場所

"肩凝り"という日本語に対応する西欧語はないと言われている．言語としては，英語のshoulder stiffnessや，ドイツ語のSchulterspannungが対応しそうに思われるのだが，これらの西欧語の意味するところは，五十肩のような肩関節のこわばりであり，日本語の"肩凝り"とは，似て非なる語である．しかしこのことは，西欧人には"肩凝り"がないということを意味するものではない．われわれが"肩凝り"という言葉で表現するものは，英語圏ではbackacheあるいはneckache，すなわち背中の痛み，あるいは首の痛みという言葉で表現されるようである．しかし，これらの西欧語による表現は，首や背中の様々な部位に生じる痛みを全て含む表現であり，"肩凝り"のように極めて特異的な部位に生じる特異的な症状を，ピタリと的確に表現する優れた用語とは比較にならないほど曖昧模糊たる用語である．私にとっての長年の疑問は，この優れた表現を作り出したのは，一体誰であったのかという問題である．

　昔，"肩凝り"という言葉は，夏目漱石の造語であるという説を聞いたことがある．小説『門』のなかでは，主人公の宗助が妻の御米の求めに応じて，彼女の「頸と肩の繼目の少し脊中へ寄った局部が，石の様に凝って」いるのを，指で強く圧す場面が描かれている．確かに御米の苦しむ"凝り"は，紛れもなく"肩凝り"のようである．しかし，この小説の中では，"肩凝り"という語は全く使われていないのであるから，"肩凝り"という語が漱石の造語であるという説は，まったく見当はずれだといわざるを得ない．むしろ，漱石は，"肩凝り"という用語を，意図的に使用しなかったのではないかとも考えられるのであ

る．その点で注目したいのは，"肩凝り"であったはずの御米の"凝り"に対する，漱石の表現方法である．彼は，御米の"凝り"の部位は肩ではなく，「頸と肩の繼目の少し脊中へ寄った局部」であると記述している．このことは，ひょっとすると，漱石は，極めて論理的な見地から，一般に使われていた"肩凝り"という用語の不正確さ，不適切さを，敏感に感じ取っていたのではないかと思われるのである．漱石が感じ取ったのかもしれないと思われる不正確さ，それは，"肩凝り"に用いられている"肩"は，英語における"shoulder"には対応していないという事実である．

　人体部位を示す解剖学用語としての"肩"なる語が登場したのは，1774年に杉田玄白らが翻訳出版した『解體新書』においてであった．彼らは，体表の部位を図示した「形體名目篇」の中で，オランダ語の"Schouder"すなわち英語の"shoulder"に対し，"肩"という訳語を当てはめたのであるが，これは，伝統的な漢方医学で用いられてきた"肩"という語が示す概念とは相容れないものだったのである．漢方医学における"肩"という語は，肩甲骨（漢方医学では肩骨と言う）周辺の部位をさすものであり，西洋医学におけるshoulderとは，部位が異なっている．漢方医学では，経穴，すなわち"つぼ"という言葉で，体の様々な部位を表現している．その中で，"肩凝り"の起こるところは，肩井，肩中兪，肩外兪など，全て肩という文字が含まれる部位である（図31）．しかし，それらはいずれも，今日言う"肩"ではない．ということは，"肩凝り"の「肩」の文字は，これらの肩という文字を含む"つぼ"の部位が凝る

という意味であり，西洋医学の用語を翻訳した"肩"で示される場所が凝っているわけではないということになる．こう考えてみると，日本語の"肩凝り"に対応する西欧語は無いということの理由がわかってくる．日本人が"肩凝り"という言葉で表現している"凝り"の部位は，西欧語においては，「肩」と呼ばれる部位とは全く異なり，首や背中の一部であると言わざるを得ないことがわかってくる．

しかし，neckache, backache では，日本語表現による"肩凝り"のような特定の場所のイメージが伝わらない．第18話で取り上げた頸性神経筋症候群における後頸筋の凝りや痛みと，"肩凝り"とは別のものであるのに，neckache ではこれらを区別できないし，backache のような漠然とした部位の表示では，"肩凝り"のニュアンスは伝わってこない．それを考えると，"肩凝り"という用語を日本語だけにしておくのはもったいないと思われる．Sushi, Teriyaki, Koban, Ekiden, Tsunami などの国際用語化した日本語に並んで，Katakori という国際用語が使われるようになれば，世界中の"肩凝り"患者が救われるだろうと思う．

それにしても，何故こんなに"肩凝り"がするのだろう．答えは簡単である．股関節という関節で胴体としっかり繋がっている下肢とは異なって，上肢は胴体と関節を営んでいない．肩甲骨から先の上肢全体は，肩甲挙筋や僧帽筋などの筋肉によって，脊椎から吊り下がっているに過ぎない．したがって，上体を起こしている限り，これらの上肢全体を吊り下げている筋肉は，常時かなりの重力で引っ張られている．そのままじっとし

ていれば,これらの絶えず引っ張り続けられる筋肉の血流が低下し,乳酸やピルビン酸が筋肉内に溜まって,凝りや痛みを引き起こすことになる.したがって,"肩凝り"の解消法は簡単である.肘かけやクッションなどを使って,上肢の重量が,肩甲挙筋や僧帽筋に直接かからないようにすることが重要であるし,また,肩甲部の筋肉を動かして,筋肉内の血流を改善することも効果がある.じっと座っていなければならない時などは,15〜20分に一度ほど,両肩を強く上にすくめた状態を数秒保ってから,これを急に緩めるというようなことをすれば,ひどい"肩凝り"に悩まなくても済む.このような対策を世界に広める"国際肩凝り対策プロジェクト(International Anti-Katakori Project)"のようなものを広めてはいかがなものだろうか.

◆**参考文献**

1) 岩田　誠:神経内科医の文学診断.白水社,東京,2008, pp 195-201.
2) 平田幸一:肩こりと緊張型頭痛.日本頭痛学会誌 35: 15-18, 2008.

第20話

丼を出す手

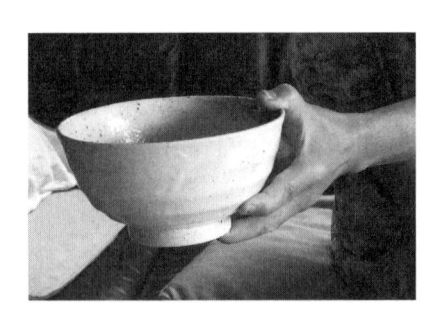

ある日私の外来に，しばしば昼食の出前を届けてくれる中華料理屋のご主人が来られた．彼の訴えは実に具体的であった．ある日突然，彼は左の肩甲部に痛みを生じた．数日後に，痛みは消えたが，それ以降，彼は不思議な症状に悩まされることになった．カウンター越しに中華料理の丼をお客に出す時，自分の左側に座ったお客さんに出す時は問題ないのだが，自分の右側に座っているお客さんに同じ丼を出そうとしたら，支えきれずに丼を落とすという粗相をしてしまったというのである．早速診察してみると，左の三角筋，上腕二頭筋，そして棘下筋に，明らかな筋力低下があった．これを確認して私の下した診断は，神経痛性筋萎縮症（neuralgic amyotrophy），すなわちパーソネージ－ターナー（Parsonage-Turner）症候群である．通常なら副腎皮質ステロイドを用いるところだが，その時点ではもう発症後半年を過ぎていたので，急性期の治療を行うことには意味がないと思い，慢性期の筋力増強法を教えるのにとどめた．それにしても，興味深かったのは，彼の訴えた，左手では右側の客に丼が出せないが，左手で左側の客に出すときには全く不自由はないという自覚症状である．この症状が一体どうして起こったのかをよく考えてみると，それは棘下筋の筋力低下によるものであろう，という結論に至った．

　神経痛性筋萎縮症の患者が訴える筋力低下は，腕が挙がらない，あるいは物を持ち上げられないということであり，三角筋と上腕二頭筋の筋力低下に対応する症状である．この病気では，棘下筋の筋力低下もほぼ必発であるが，このことが自覚症状として表現されることはないのが普通である．通常，棘下筋

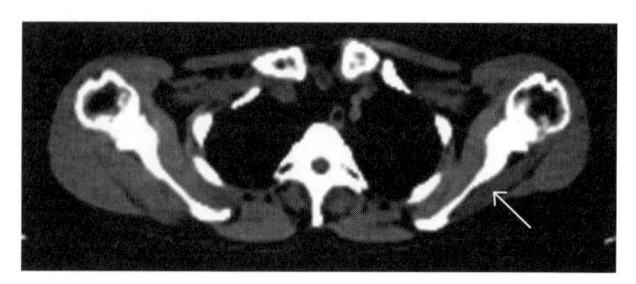

図32：上肢帯部の筋肉CTスキャン像（左棘下筋を矢印で示す）

の筋力低下は，診察時に徒手筋力テストを行った際に見出されるに過ぎない．この患者さんのように，この筋の筋力低下に関する訴えをすることはまず無いといってよい．かなり多数の神経痛性筋萎縮症患者に出会ってきた筆者でも，このように棘下筋の筋力低下を主訴として来診した患者は，初めてであった．

　さて，それでは棘下筋の筋力低下が，どうして丼を出す手にこのような障害を生じたのであろうか．それを考える前に，まずこの患者さんの棘下筋の萎縮の状態を観察してみよう．肩甲骨の背面には肩甲棘という突起があるが，この下側の面から起こって，上腕骨上端の外側部に終わっているのが棘下筋である．この筋肉の作用は，上腕を外側に回旋させる，すなわち外旋させることであるが，その上を僧帽筋や三角筋が覆っているので，皮膚の外からこの筋肉を直接観察することは出来ない．この患者さんでも，三角筋や上腕二頭筋の萎縮は外見上はっきり認められるが，棘下筋がどうなっているかは，外見上は分からない．そこで筋肉のCTスキャンをとってみたのが**図32**である．こうやって見ると，確かに三角筋だけでなく棘下筋も萎縮してい

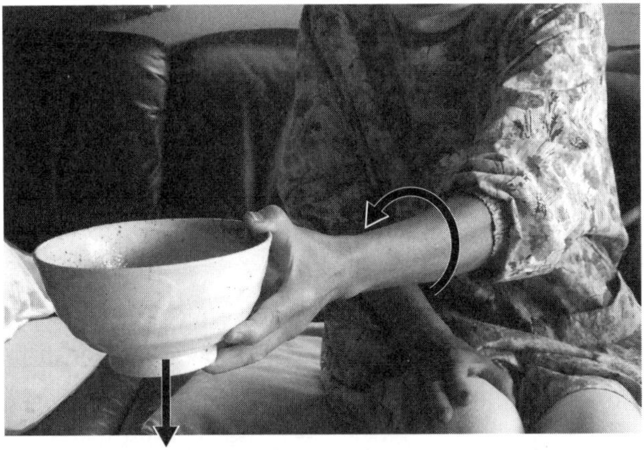

図33：左手で丼を右側に出すときにかかる力（矢印）

るのがよくわかる．

　次に，カウンター越しに，左手でラーメンの丼を差し出す時の筋肉の働きを見てみよう．肩の位置を中心にして，それより外側に丼を差し出す時も，内側に丼を差し出す時も，三角筋や上腕二頭筋にはほとんど同じ重量負荷がかかってくるはずであるから，この患者さんの訴えに，これらの筋肉の筋力低下が関与していることは考えにくい．それでは，棘下筋の場合はどうであろうか．肘を伸ばして外側に差し出す場合には，丼の重量によって上腕には外旋力が生じる．それに抗して上腕を内旋させるのは，肩甲下筋や大胸筋であるが，この患者さんではこれらの筋肉には麻痺はない．一方，内側に座るお客さんに丼を差し出そうとすると，丼の重さによって上腕には内旋力が働くことになる（図33）．これに逆らって丼を水平に保つためには，

上腕を外旋させる筋肉を働かせなければならない．この働きを請け負う筋肉が，棘下筋である．したがって，この中華料理屋さんのように，棘下筋の筋力が弱まってしまうと，上腕にかかってくる内旋力に抗して丼を水平に保持することが出来なくなり，自分の肩関節よりも内側にいる人に対して差し出した丼を，支えきれずに取り落としてしまうようなことが生じると考えられる．

　このように，日常診療の場において患者さんの訴えを注意深く聞いていると，思いもよらぬ発見をすることが多い．世界中を見渡してみるなら，カウンター越しに丼を差し出すというような動作を日常的にやっている人は少なくないと思うが，その丼を差し出す方向によっては，棘下筋の働きが必須であるなどということに思い至る神経内科医は少ないだろうと思う．私にとって，そのことを教えてくれたこの中華料理屋さんは，日常生活における何気ない動作の中でも，実に多くの骨格筋が互いに協調して働いていることを示してくれた大切な師である．臨床診療の場においては，ほんの小さなことからも学ぶことが実に多いことを実感させてくれた患者さんであった．

◆参考文献

1) ダニエルズ L，ウィリアムズ M，ウォルシンガム C（著），津山直一，東野修治（訳）：徒手筋力検査法．協同医書出版社，東京，1965, pp 130-131.
2) 岩田　誠：神経症候学を学ぶ人のために．医学書院，東京，1994, pp 111-112.

第21話

筋肉球

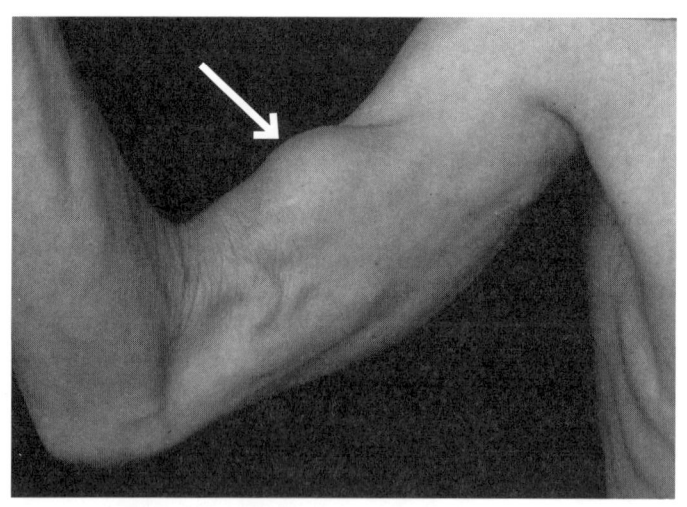

図34：腱断裂による特大級の"筋肉球"（矢印）

私がまだ駆け出し神経内科医だったころ，毎日の診療の中で用いられる多くの専門的な用語は極めて馴染み難いものであり，一旦実態不明のわけのわからぬ用語の渦の中に巻き込まれると，どこに向かえばその渦から逃れられるのかがわからなくなり，息が詰まりそうな気持ちになったものである．そんな専門用語の多くは，フランス語であった．私の先輩に当たる神経内科医の先生方には，フランスで学ばれた方が多かったため，学会などでも難解なフランス語がポンポン飛び交い，さっぱりわからなくて往生した．そんなことから，これはなんとしてもフランスに留学しなくては，と思ったのだが，大学時代にフランス語を正式に学んだことがなかった身には，それも遠い夢と思っていた．

　しかし，チャンスがやってきた．大学卒業後3年目から2年間にわたり，東京医科歯科大学医学部の解剖学教室の助手の職を得た私は，そこから近いアテネフランセというフランス語学校に毎日通い，約3年かかってそこを卒業した．卒業試験ではフランス語の詩が与えられ，その解釈を求められたが，それも何とかパスしたわけである．アテネの卒業証書をもらうと，フランスの高等学校卒業と同等の能力があると認定される．そんなわけで，フランス政府給費留学生としてパリに着いた私は，フランス語には自信があるつもりだったが，到着早々，その自信は音を立てて崩れ落ちた．日常会話が，なんとも通じないのである．おまけに病院で出会う患者さんには，しばしば構音障害があり，言葉を聞き取るのが大変である．ある日，外来を受診した一人のパーキンソン病患者さんが，私にしきりに話

しかけてきた．しかし，言葉が不明瞭でよく聞き取れない．"パルドン"，"パルドン"と何度も言い直しながらやっと聞き取れたのは，"ムッシューは，フランス語がお上手ですね！"だった．何たる皮肉．フランス語がわからず何度も聞きなおす若造を前にして，彼女も途中で，この発言を撤回したくなったことだろう．それでも，何度も言い直してくれた彼女の優しさに，私は今でも感謝している．

そんな苦闘に満ちたフランス語の専門用語の中に，"ブールミュスキュレール"というのがあった．この言葉を聞いたのは，私がまだ学生の時で，夏休みに見学に行った都内のある病院で，大学の先輩に当たる神経内科医が，筋ジストロフィーの患者さんの診察をしながら説明してくれた用語であった．その先生が語る，それまで聞いたことのなかった，流れるようなフランス語の術語に，私は魅せられてしまった．思ってみれば，神経内科学とフランス語との結びつきは，この言葉から始まったと言えるのではないかと思う．

後にフランス語を学ぶようになって，これが筋球（boule musculaire）という言葉だったことを知った．わかりやすく表現するなら，筋肉球である．しかし，いざ言葉の意味を正確に知り，それが単に筋肉がボール状に隆起することに過ぎないということがわかってみると，それほど興味を抱くような実態ではなかったな，という思いがして，いささか残念な思いがした．しかし，ある日，この筋肉球，それも特大の筋肉球に出会った時，かつてフランス語と格闘したころのことが突然思い出され，長い間音信不通だった古い友達と再会したような懐かしい気持

ちで一杯になった．

　骨格筋を形成する横紋筋細胞は，沢山の細胞が縦方向にいくつも癒合して一つの長い細胞になったもので，興奮すると縦方向に強く収縮する．一つ一つの骨格筋は，このような横紋筋細胞が，同一の方向に束をなして並んだものであり，両端は腱となって一つ以上の関節をなす2本の骨に付着している．このため，筋肉が収縮すれば関節の角度を変化させるような張力が発生し，運動が実現される．しかし，あまりにも強い筋収縮が急速に起こると，収縮した横紋筋細胞自身が，自分の発生した張力に耐えかねて断裂してしまうことがある．筋力トレーニングや，スポーツ競技などで生じる"肉離れ"なる現象の多くは，このような横紋筋の自損事故だろうと思われる．これに対し，筋ジストロフィーのような筋肉の病気では，横紋筋細胞の細胞膜を裏打ちして，その強度を保っているタンパクに異常が生じているため，極端に強い筋収縮を生じない場合でも横紋筋細胞に断裂が起こり，腱との連結が失われてしまう．そうなると，収縮した横紋筋細胞は関節に対する張力を発生することなく，自らが縮まってしまわざるを得なくなる．そんな横紋筋細胞がある程度の数まとまって存在すると，いわゆる"筋肉球"が出来上がる．このような成り立ちの"筋肉球"は，筋ジストロフィーのような筋肉そのものの病気で生じることが多いが，神経原性筋萎縮症であっても生じうる．要は，病的に萎縮した横紋筋細胞が，自己の収縮力によって断裂してしまうことが問題なのであり，弱った横紋筋細胞は，自損事故を起こしやすいという，事実を告げているに過ぎない．

私が出会った特大級の"筋肉球"は，上腕二頭筋の腱そのものが，外傷によって部分的に切断されてしまったために生じたものだった（**図34**）．しかし，この患者に出会ったことがきっかけとなって，私の脳裏にあった筋肉球の発生にまつわる神秘のヴェールは，完全に剥ぎとられたのである．

◆**参考文献**
1) 岩田　誠：神経症候学を学ぶ人のために．医学書院，東京，1994．pp 168-169．

第22話

短掌筋の藤田現象

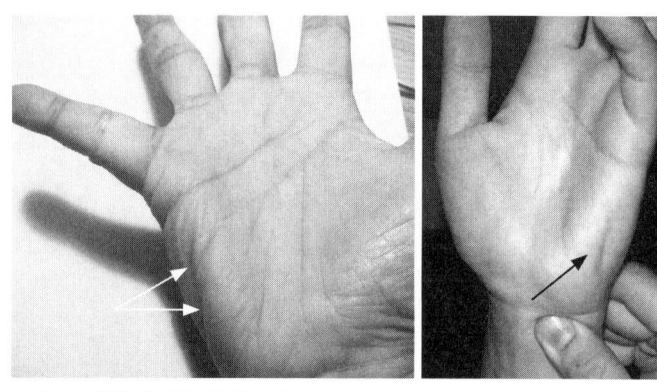

図35：短掌筋の収縮（矢印）
左：藤田現象　　右：豆状骨圧迫による短掌筋の収縮

私が大学生の頃は，2年間の教養学部というものがあり，そこでは理科系の様々な分野に進む者たちが一緒になって，一般教養科目，すなわち今流に言えば Liberal Arts を学んでいた．医学部に進学するには，この教養学部の2年目の終わりに医学部の入学試験を受けて合格しないと，医学部には入れてもらえなかった．そんなに苦労して入った医学部ではあったが，そこで名だたる教授たちから受けた講義は，全然面白いものではなかった．お説教話ばかりで科学的な話はほんのちょっぴりだった生化学の講義とか，何のことやらさっぱりわからん細菌学の講義とか，電子顕微鏡が大事だということばかりを聞かされた生理学の講義とか，つまらなかった，ということだけが妙に印象に残る講義を毎日聞かされていた日々を思い出すと，当時の医学教育の貧弱さに腹立たしい思いを感じざるを得ない．しかしそんな中で唯一，今も感謝をもって思い出すのは，解剖学の講義である．私の在籍した大学医学部には，解剖学講座が3つあり，それぞれに一人の教授がおられた．その中の最長老で，3つの解剖学講座を束ねておられたのは，藤田恒太郎先生という方だった．この先生は，私の父の1年先輩で，父は学生時代に藤田先輩からエスペラント語を習ったことがあると話してくれた．第3話で述べた西先生の想いは，藤田先生を通じて，私の父にまで伝わって来ていたことになる．

　いまから半世紀前，学生であった当時は，全く思い至ることはなかったが，藤田先生は，解剖学の教育という問題に，当時真正面から真剣に取り組んでおられたのだということを，今になってひしひしと感じている．私たち医学部学生は，医学部1

年生の後半から解剖学実習に入ったのであるが,実習の指導をしておられた最中,藤田先生は胃がんのために亡くなられた.先生は,学生の解剖学実習を極めて重視しておられたため,解剖学実習用の遺体を確保すべく,大学医学部内に篤志解剖の組織を作られ,遺体提供のキャンペーンを自らなさっておられた.そのような先生であられたため,先生のご遺体は先生のご遺志に従って,解剖学実習の場に提示されたのである.私たちが毎日人体解剖を行っていた解剖実習室の台の上に,ある日突然藤田先生のご遺体が載っていた時の驚きを,私は今も忘れない.つい先日まで解剖学の講義をしておられた先生が,今はこうして一個の遺体として,学生たちの眼前に横たわっておられる.そのお姿は,私たち学生にも,極めて強烈なメッセージを送って下さっていた.

その後年を経て医者になってから,ニューヨークのある病院で病理学の勉強をしていた時,毎日のように行った病理解剖室の壁のタイルには,"hic locus est ubi mors gaudet vitae succrere"というラテン語が書かれていた.師匠のジンマーマン先生にその意を問うと,それは「ここは,死者が生者に教える場である」という意味の言葉だと教えて下さった.その説明を伺ったときに思い出したのが,解剖実習室の台の上に横たわっておられた藤田恒太郎先生のお姿である.

藤田先生の素晴らしい教育理念を示すものはこれだけではない.先生は,医学部4年,すなわち最終学年の時に.生体観察という実習を組み入れておられ,そのための教科書まで,すでに作っておられた.藤田先生が既に亡くなっておられた時点

で，私たちが受けた生体観察の実習が，一体誰によってなされたのか，今では全く何も覚えていないが，その実習のために読んだ，藤田恒太郎著の『生体観察』(南山堂，東京，1965)は，今でも私の座右の書のひとつである．

『生体観察』の教えるところは，徹底した観察，それも自分の身体に対するあくなき観察である．そしてその自己観察の記録は，この書物の本文の間に，少し小さな活字でチョコチョコっと挿入されている．そんな挿入部を読んだ時は，早速自分でも藤田先生と同じやり方で同じように観察して，それを確かめてみるのが常であった．

そんな自己観察の一つに短掌筋(musculus palmaris brevis)についての記載がある．この筋肉は手首を屈曲するときに働く長掌筋(m. palmaris longus)の腱が手掌の皮下で広がってできる手掌腱膜の小指側から出て，手掌の皮膚に終わる極めて小さい筋肉である．藤田先生は，ふとしたはずみに，小指外転筋(m. abductor digiti minimi)を働かせて小指を強く外側に開く(外転する)と，この筋肉が収縮して，手掌の小指側にえくぼのような凹みが出来るのに気付かれた(**図35**)．同じ現象は，短小指屈筋(m. flexor digiti minimi brevis)を働かせて，小指を曲げても生じる．藤田先生は，短掌筋，小指外転筋，短小指屈筋は，いずれも尺骨神経の枝で支配されている筋肉なので，同じ神経支配下の筋肉が共同的に収縮するのであろうと考察しておられる．私は，これらの現象は，短掌筋の藤田現象と呼ぶべきではないかと思う．

藤田先生は更に，FW Jonesという人の著した"The

Principles of Anatomy as Seen in the Hand "(Philadelphia, 1920)に書かれている，短掌筋を収縮させる面白い方法を紹介しておられる．それは，手首を形成する8個の小さな骨(手根骨)のうち，手首のもっとも小指側にある小さな豆状骨(os pisiforme)を強く圧迫するとこの短掌筋の収縮が観察できるというものである(図35)．これは，この骨を圧迫すると，尺骨神経の枝が圧迫されて刺激を受けるためであると書かれている．

　その後，藤田先生が発見された短掌筋の共同収縮，すなわち藤田現象が，尺骨神経掌枝の深枝の障害では見られなくなることが臨床の場で再発見され，短掌筋徴候と名付けられることになった．それを知った私は，「短掌筋の藤田現象の消失は短掌筋徴候と呼ばれ，尺骨神経掌枝の深枝の障害を示すものである」と書くべきであると思った．

◆参考文献

1) 藤田恒太郎：生体観察．南山堂，東京，1965, pp 90-91.
2) Pleet AB, Massey EW: Palmaris brevis sign in neuropathy of the deep palmar branch of the ulnar nerve. *Ann Neurol* 3: 468-469, 1978.
3) 糟谷　清，結城伸泰，辻　省次：尺骨神経掌枝の深枝(運動枝)障害でみられた短掌筋徴候．神経内科 40: 309-310, 1994.
4) 岩田　誠：藤田恒太郎先生による短掌筋徴候の記載について．神経内科 40: 600, 1994.

第23話

混み合う手根管

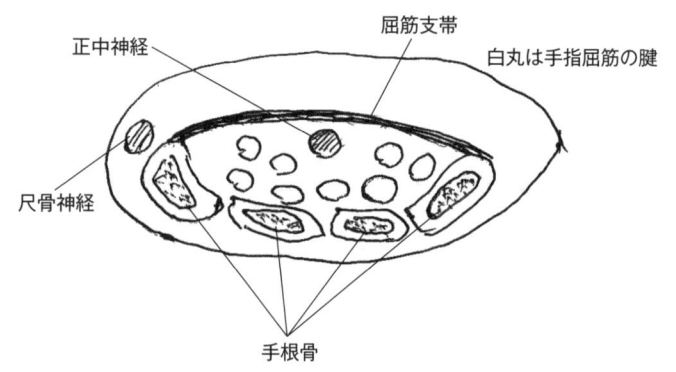

図36：手根管の模式図

もうずいぶん前のことになるが，ある年の2月の末，右手の母指と示指の先がビリビリして痛いと訴えて，一人の中年女性が私の外来を訪れた．彼女は洋菓子店の経営者であり，彼女の店では，2月の初めから，バレンタインデイのチョコレートの準備で大忙しだった．2月14日の直前，忙しさはピークに達した．包装の最後の仕上げとしてのリボンかけを，彼女は自ら先頭に立って行った．一体幾つぐらいの箱のリボンかけをしたのですか，と尋ねたところ，ざっと800個位でしたとのことだった．その場でリボンかけの動作を再現してもらったところ，何故そんな症状が生じたのか，たちどころに判明した．リボンかけの最後の過程では，蝶結びにしたリボンの片側を左手でつまんで固定し，右手でもう一方の蝶の羽の所をキュッと締める．この時，右手の母指と示指でリボンをしっかりと引っ張りながら，手首を一寸背屈させて締める動作を繰り返した．手首を背屈させながら手指をぐっと屈曲する動作を繰り返すこと，これこそが手根管症候群を引き起こすもっとも一般的な動作である．

　手の指を強く曲げる時に働く筋肉の多くは，前腕にその筋腹があり，そこから伸びた何本もの腱が各手指に付着してこれを屈曲する．これらの手指を屈曲させる腱は，全て手首を通って目的とする手指に向かうため，手首の手掌側では，多数の腱が束になって走る．これらの腱の束は，手首のところで手根管と呼ばれるトンネルを潜り抜ける（**図36**）．このトンネルの床と壁は，手根骨と呼ばれる小さな骨が並んでできており，その天井は，橈骨側にある手根骨と尺骨側にある手根骨との間に張り

混み合う手根管

渡された，屈筋支帯という堅い靭帯である．このようにして出来上がった頑丈なトンネルの中におさめられているため，これらの腱は，筋肉が収縮しても手掌側に飛び出してくるようなことはない．もしこのトンネルの天井をなす屈筋支帯がなかったとすると，手指を曲げるたびに，これらの腱の束は手掌側に大きく飛び出して，容易にバラバラになってしまうはずだ．そうなれば，手指には十分な張力がかからず，手指の屈曲力は小さくなってしまう．手根管というトンネルは，手指を屈曲させる筋肉の力が十分に発揮されるためには必須の構造なのだ．

　ところが，ここに一つ問題が生じてしまった．それは，手掌や手指の橈側，すなわち親指側の皮膚感覚や，親指を他の手指と対立させて動かす筋肉の運動を支配する正中神経が，この手根管の中，それも腱の束と屈筋支帯の間に取り込まれてしまったことである．このために，正中神経は屈筋群の腱と共に，手根管という狭いトンネルに閉じ込められてしまった．それどころか，運の悪いことに，正中神経は腱の束と屈筋支帯の間に挟まれてトンネルを通りぬけることになってしまった．これが正中神経の受難の始まりだったのである．

　手指を屈曲すれば，屈筋群の腱は手掌側に引っ張られ，手根管の天井に押し付けられる．これは，特に手首を手背側に背屈した肢位で強く生じる．この時，腱の上に載った正中神経は，手根管の天井，すなわち屈筋支帯に強く押し付けられることになる．そして，このようなエピソードが何度となく繰り返されると，何度も何度も屈筋支帯に押し付けられた正中神経の損傷が起こってくる．その時の症状として最も多いのが，母指と示

指の指腹部の，ピリピリ，あるいはビリビリするような異常感覚である．また，そんな時に手根管の部分を圧迫したり，トントンと叩打したりすると，母指と示指のビリビリする異常感覚が再現される．正中神経の損傷がひどくなると，運動神経も障害され，母指の根元にある筋肉の塊から成る母指球が萎縮し，短母指屈筋，短母指外転筋，そして母指対立筋の筋力低下が生じてくる．こうして出来上がるのが，手根管症候群である．

　手根管症候群は，手首を背屈させた肢位で，手指の屈曲を繰り返した時に生じやすい．私の患者の一人に，ホテルのクローク係をしていた女性がいた．彼女は，カウンター越しに客の荷物を受け取ってクロークに預かる．この時，重いバッグなどを受け取る時には，両手の手首を背屈させて，ぐっと手指を屈曲させる．この作業の繰り返しは，必然的に手根管症候群を生み出してしまう．私は，彼女にはクローク係の仕事が誘発因子になっているのであるから，その仕事はしばらく休み，仕事内容の変更が必要だという診断書を書き，彼女を休ませた．すると予想通り，彼女が訴えていた母指と示指のビリビリする異常感覚は消失した．しかし，ホテル側は，彼女の職場を変えてくれなかったばかりか，彼女を解雇してしまった．

　手根管症候群を生じやすい仕事の一つに，コンピュータ作業がある．まだパソコンの曙期に，ある外科医が私に電話をしてきた．最近右手の母指と示指がビリビリしびれて仕方がない，脳梗塞になったのだろうか，そうだとすれば，自分の外科医としてのキャリアももはやこれまでなのだろうか，という深刻な内容の電話だった．そこで早速私の外来に来てもらうと，それ

は典型的な手根管症候群だった．原因は，コンピュータのマウス操作である．彼は新しく購入したパソコンをマスターしようと，日に何時間もコンピュータの画面に向き合い，右手のマウスを離さなかった．大きいマウスを操作すると，手首が背屈した肢位で示指の屈曲を繰り返すことになる．これが手根管症候群を起こすことはよく知られていて，英国では労災認定の対象作業にまでなっている．そういった私の説明を聞いた途端，外科医を諦めねばならないのではないかとの不安感に満ちていた暗い表情がパッと消え，ぼそぼそと語っていた響きのない声が，瞬時にして大きな張りのある声に戻った彼の姿は，手根管症候群の患者に出会う度，私が思い出すエピソードである．

作業によって起こる手根管症候群は，左右どちらかの手指に生じることが多いが，時には左右の母指と示指に，同じようにビリビリ，ピリピリが生じてくることがある．そんな時，私はよく「ホルモン三兄弟」を調べましょうと言う．糖尿病，甲状腺機能低下症，肢端巨大症の3つのホルモン異常症は，いずれも両側性手根管症候群の原因となる．これら3つの原因疾患は，いずれも内科的治療現場で対処可能であり，見つけ出された病気を治していくことが手根管症候群治療の原則である．

◆参考文献

1) 岩田　誠：神経症候学を学ぶ人のために．医学書院，東京，1994, pp 300-301.

第24話

胸と背中の汗

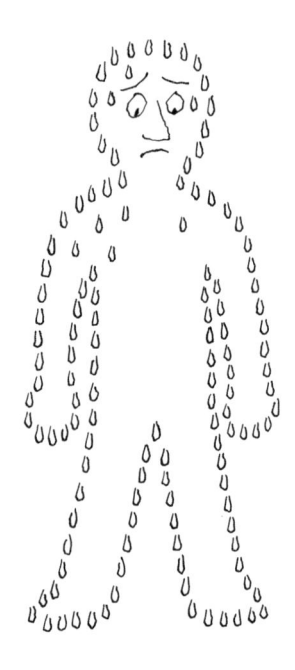

神経内科の診療では，汗に関する訴えを聞くことが大変多い．しかも，その訴えは決まって，汗が多くて困る，すなわち多汗症の訴えであり，夜中にパジャマもシーツもグッショリぬれてしまうと言う患者は少なくない．これに対して，汗をかかないで困るという無汗症の訴えを聞くことはほとんどない．しかし，ここで取り上げたいのは後者，患者さんは滅多に訴えないが，極めて重大な結果を招く可能性がある無汗症についてである．

　汗の役割は体温調節である．ヒトに限らず全ての恒温動物は，体温を一定に保っていないと生存できない．体温が上がりすぎても，下がりすぎても，動物の生命は危機にさらされる．環境温度が低下すれば，筋活動を活発化して体内の熱発生を増やし，体温の低下を防ぐ．これが，寒いとふるえる理由である．ガタガタとふるえれば，筋活動によって熱発生が増加し，体温低下が回避できる．このふるえの反応を生じさせているのは，視床下部であろうと考えられている．

　以前私が出会った患者は，前交通動脈の動脈瘤破裂によるくも膜下出血で，視床下部が破壊されてしまった方だった．この患者では，外気温が低下してくると体温も下がってしまうため，ある寒い冬の日に突然意識を失ってしまった．救急搬送されたところ，体温が30℃以下になっていて，危うく命を失うところだった．このような患者は，寒くなってきてもふるえが生じないため，体温維持が出来なくなってしまうのである．汗は出るので，熱中症になることはないはずなのだが，この患者では同じ視床下部にある渇中枢も破壊されてしまっていたため，口渇を感じることがない．したがって，時間を決めて定期的に水

分補給をしていないと，脱水に陥ってしまう．そうなると，暑い時には汗が出なくなり，熱中症になる危険性もある．つまり，寒くても暑くても，体温調節がうまくいかず，絶えず生命が危険に曝されているという危うい状態になってしまっていた．

日本では，6月の半ば過ぎから7月にかけて，熱中症で倒れる人が少なくない．中でも，高齢者が犠牲になることが珍しくない．高齢者につきものの膝や腰の痛みがあったりすると，トイレに立つのが億劫になり，水分摂取を控える傾向があるため，脱水に陥りやすく，クーラー嫌いで室温は上がりっぱなしになりやすい．おまけに，高齢者は発汗量も減ってくることが多い．これらの悪条件が重なってくると，熱中症のために命を落としかねないことになる．高齢者では，下半身から次第に汗をかきにくくなってくることが多い．汗をかかない部位が徐々に上向して，下肢，ついで下腹部まで汗をかかなくなってくると，代償性発汗といって，未だ汗をかく機能が残っている胸や背中，あるいは首などにその分だけ，より多く汗をかくようになる．高齢患者の訴える多汗の多くは，この代償性発汗なのである．確かに，毎夜，寝具がグッショリ汗でぬれることは不快なことだろうとは思うのだが，そんな患者に対し，私は，その多汗があなたの命を守っているのですよ，と説明するようにしている．

私は現在，高齢デメンチア患者が入居しているグループホームや老人ホームで診療しながら，介護士の人たちに接する機会が多くなっている．そんな中で，介護士の人たちには，自分が介護を担当している対象者たちがどの程度汗をかくことが出来るかを，日ごろからよく観察するようにと指導している．特に，

前胸部や背中に汗をかくかどうかを，実際に触れて調べておくことが重要である．普通の人が汗ばむような時でも，前胸部や背中がサラッとしていて発汗が全く無いようなら，その人は熱中症のリスクが極めて高い．そのような人には，十分に水分をとらせ，居室の室温に注意するように，と指導している．

　発汗がなくなる病気は少なくない．神経内科医としてしばしば出会うのは，パーキンソン病や多系統萎縮症における無汗症である．こういう病気の患者は，夏になるとよく38-39℃まで体温が上がってしまうことがある．すわ肺炎か，と慌てて診察しても，異常所見はなく，採血しても白血球も増えていなければ炎症反応も出ていない．そこで，これは発熱ではなく，発汗障害によるうつ熱であったとわかる次第である．このような患者の介護担当者にも，居室の室温管理を指導したり，夏季には上掛け布団をかけすぎないようにといった具合に，普段から十分に指導しておかねばならない．そしてもし体温が異常に高かったような場合には，まずクーラーをつけて部屋の室温を十分に下げ，また掛布団を取り去ってから，もう一度体温を測るようにと言っている．肺炎や尿路感染などによる発熱を疑うのは，そのようにしても体温が下がらないような場合だけである．

　私は，かつてハンセン病の療養所で，28年以上にわたり，多くのハンセン病患者の診療に携わってきたことがある．そこで学んだことも，発汗の大切さだった．ハンセン病の患者では，皮膚に分布する神経線維がおかされるが，そうしておかされる神経線維の中には，発汗を起こす自律神経線維がある．このため，ハンセン病におかされた皮膚の領域では，汗をかかなくな

るため,ひどいうつ熱を生じることは少なくない.ここでも,胸や背中に汗をかかない患者は,熱中症に対して要注意である.このように,発汗障害というのは,うっかりすると,生命の危険性も生じるような怖い現象なのである.そんな中で,ハンセン病におけるこのような発汗障害が,診断学的にも大変有用だということを,私を指導してくれたハンセン病の専門家から聞いた.それは,日系ブラジル人の牧師からの依頼で,彼がブラジルの農村地域へハンセン病の検診に行った時のエピソードである.炎天下の畑で働いている村の人たちの背中は泥まみれなのだが,皆びっしょり汗をかいているため,肌の色が白かろうが,黄色かろうが,黒かろうが,汗に濡れた泥で背中は真っ黒なのだそうだ.ところがその中に,遠くから見ても,背中が真っ白な人が何人かいるのがわかる.そこで,その人たちを呼んできてもらい診察すると,皆ハンセン病の患者だった.彼らは,背中に汗をかかないため,背中についた泥が乾上って,真っ白に見えるようになるというのだ.彼は「こんな風に,ブラジルでは,100メートル以上離れたところからでも,ハンセン病の診断が出来るんですよ」と語ってくれた.経験を積んだ臨床家の眼の鋭さに,私は完全に脱帽したことを思い出す.

◆参考文献

1) 大谷藤郎(監修),牧野正直,長尾榮治,尾崎元昭,畑野研太郎(編):総説現代ハンセン病医学.東海大学出版会,東京,2007.

第25話

胴体の痛み

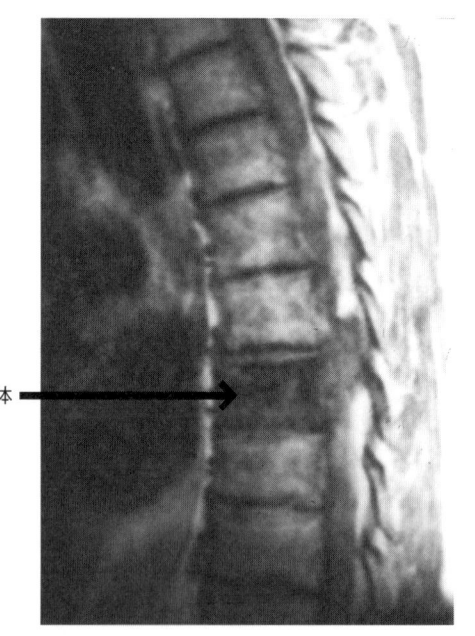

第8胸椎椎体 ←

図37：Kさんの胸椎MRI（T1強調像）
低信号を呈する腫瘍組織は，第8胸椎椎体を埋め尽くし，後方の脊椎管内にまで侵入している．

病気の症状というものはその病気が生じる器官によって異なっているため，診療科が違えば症状も違っているのが普通である．そんな中で，痛みだけは，ありとあらゆる診療科に共通の症状である．そして，神経内科の病気においては，それこそ，この本のタイトルにあるように，鼻の先から尻尾まで，身体中にいたるところに痛みが生じてくる．また，自覚症状としての頻度を考えてみても，痛みは，神経内科疾患の診療において最も頻繁に耳にする患者の訴えの一つである．最近では，幸いなことにこのような種々の痛みにおける神経内科の守備範囲が，世間一般でだんだんと認知されてきており，頭や首，あるいは体肢に痛みが起こると，患者さんも，またお医者さんも，一応は神経内科の病気を疑ってくださるようになってきた．しかし，胴体の痛みとなると話は別である．胴体というものは，なかなか神経内科の守備範囲としては認めてもらえない．そんな世間の常識のために，しばしば発見が遅れるものの代表は，脊髄腫瘍である．

　脊髄は細長い構造であり，これを頸髄，胸髄，腰仙髄の3つの領域に分けてみると，それぞれがだいたい上肢，胴体，下肢に対応している．脊髄の髄外腫瘍の自覚症状としては，その腫瘍の存在レベルに対応する領域の痛みがあるが，頸髄や腰仙髄の髄外腫瘍では，この痛みが体肢に生ずるため，脊髄の病気によるものであるとの認識が比較的容易であるのに対し，胸髄レベルの髄外腫瘍による胴体の痛みは，脊髄の病気によると考えられるようなことは大変に稀であり，むしろ胸部や腹部の内臓の病気ではないかと疑われて，長い間診断がつかないのが普

通である．そんな患者さんに出会うたびに，もう少しこと細かに問診をして欲しかったな，と思わざるを得ない．

　私が学生時代に神経内科学を教えていただいたのは，今は亡き椿忠雄先生であった．椿先生は，神経内科医における問診について"日ごろ心にとめている十カ条"というものを書き残されておられるが，その中で先生は，「問診こそ神経内科における診断学の基本であり，多くの患者さんは問診で診断がつく」と述べておられる．私がかつて神経内科学を学んだパリのサルペトリエール病院でも，問診で診断がつかなければ，どうやったって診断はつかないのが常識だ，と習った．特に，痛みだとか"しびれ"といった，患者の訴える自覚症状しかみられない場合には，問診だけが正しい診断にたどり着くための唯一の手がかりとなる．

　Aさんが私のところに来られたのは，2年以上も続く左上腹部痛に加えて，最近，歩行時のふらつきが生じてきたからだった．痛みのことをよく聞いてみると，いつもまったく同じ場所が痛んだこと，そしてその痛みは，初めの間は咳をしたり，くしゃみをしたり排便時にいきんだりしたときだけに生じていたということだった．これを聞いただけでまず脊髄腫瘍による根痛（root pain）を考えねばならない，特徴的な性質の痛みである．そのうち，痛みはだんだんと持続性になってきた．左上腹部痛ということで，Aさんは，さる高名な消化器専門医によって胃，十二指腸，結腸など，消化管のあらゆる部分の検査を受け，また胆嚢や膵臓の検査も受けたが，いずれもまったく異常が見つからなかったということだった．そんなことで数年が過

ぎたころ，足元がふらつくようになったというので，私のところを訪ねてこられたのである．

診察すると明らかな脊髄性失調があり，下肢の深部感覚は消失している．そこで，脊髄造影や脊椎のX線，CTスキャンで調べてみると，下部胸髄レベルに脊髄外・硬膜内腫瘍が見つかった．手術の結果，大きな髄膜腫が見つけ出されて摘出．手術前にはぺちゃんこになっていた脊髄も膨らみ，症状は消えた．

もう1人の患者Kさんの場合は，事態はもっと深刻だった．1か月ほど前から背中に痛みが生じ，くしゃみをしたり，いきんだりすると痛みが強まった．痛む場所はいつも同じところであり，ある総合病院の内科で胸部や腹部の精密検査を受けたが何ともないと言われていた．ところが4日前から左の下肢が重くなり，便秘が始まってきた．そしてある朝，独力で立ち上がれなくなったということで，相談を受けたKさんの知り合いからのまた聞きで驚いた私が，電話でKさんに尋ねてもらったところ，彼の痛みの性質は根痛そのものに思えた．脊髄腫瘍を疑って早速診察に来ていただいたところ，第11胸髄節以下の脊髄横断症状が明らかだった．Kさんは，相変わらず背中の痛みを訴えておられ，試みにいきんでいただくと，激しい痛みがその場所にズキンと走る，と答えられた．緊急で検査した脊髄MRIでは，第8胸椎の椎体が腫瘍に置き換わっており，脊髄周囲の硬膜外腔に腫瘍が浸潤しているように見えた（**図37**）．緊急手術の結果は転移性の腺癌であり，原発巣は前立腺であることがわかった．Kさんは手術によって痛みから解放され，何とか1人立ちできるほどに下肢の筋力も回復したが，

胴体の痛み

骨の転移巣のほうはいかんともなし難く,結局手術後1年を待たずに亡くなられた.

これら2人の患者さんの痛みは,胴体の痛みであったため,原因として内臓の病気が考えられ,脊髄腫瘍の存在にはなかなか気づかれなかったようである.しかし,病歴をよく聴けば,発症のときからいつも同じところの痛みが生じ,しかも腹圧をかけるとその同じ痛みが再現される,という根痛の診断のポイントを聞き出せたはずだ.2人の患者さんに尋ねてみると,2人とも,私のところに来られるまでは,ピンや筆の穂先で胴体や手足の感覚を調べられたことも,足底をピンで擦られたこともなかったということだった.もし,2人の患者さんを診察したお医者さん方が,問診で脊髄の病気を疑い,神経所見を少しでもとっておかれたなら,これらの脊髄腫瘍はもっと早く発見できていたことだろう.

問診と診察,この古典的な方法こそが,正しい診断に最も近い方法だということを,脊髄腫瘍ほどはっきり教えてくれるものはない.麻痺や失調が出るまで放置された患者さんにはお気の毒なことだったが,検査万能の医療にはとんでもない盲点がある.

◆参考文献

1) 椿　忠雄:問診・日ごろ心にとめている十カ条.クリニシアン No 277, 1979.
2) ラプラヌ D:シャルコーの症候学."シャルコーの世紀",ジャン－マルタン・シャルコー没後百年記念会(編).メディカルレビュー社,東京,1994, pp131-156.

第26話

神様の失敗 2

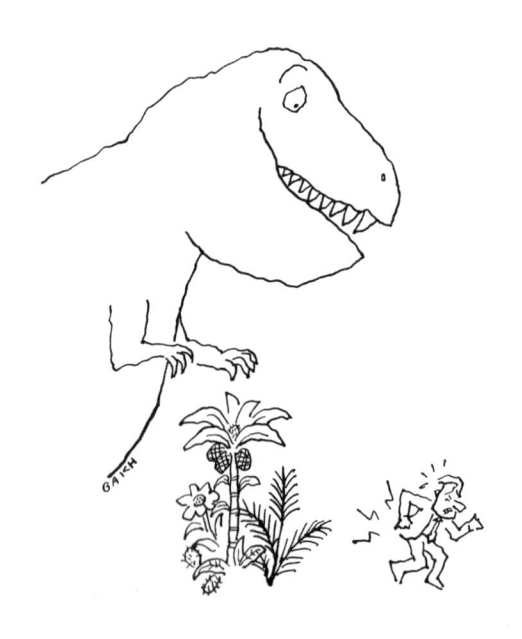

先に，頸椎症という厄介な代物は，神様の失敗に由来する悲劇だと述べたが，実を言えば，ヒトを2本足で立ち上がらせるに当たっての神様の設計ミスは，頸椎だけのことではないのであって，どんなに甘く評価しても，少なくともあと三つのミスを指摘できる．

　第二の失敗は鼠径輪である．重ね着のような腹筋の裾を，袷のままにしてしっかりと閉じておかれなかったために，腹腔の中のものは絶えずこの袷の隙間をくぐって，外にはみ出してくることになる．それにもかかわらず，この隙間に精索を通すという安易な設計では，鼠径ヘルニアを起こさないほうが不思議だ．たとえ全人口の半分だけの問題であるとしても，もう少しましな設計アイデアがあってもよかったのではないだろうか．

　第三の手抜き設計は，肛門の周りの立派な静脈叢である．このまま身体を起こしてイキめば，ここに血液が集まり痔が出ることは，これまた避け難い必然の成り行きである．かくしてヒトは，頸椎症と鼠径ヘルニアと，そして痔核に悩まされながらも，更にもう一つ残った神様の失敗に甘んじて立ち向かわねばならない．

　神様の設計ミスから起こったヒトの難儀の第四は，腰椎症である．体重のおよそ半分くらいがずっしりとのっかっているヒトの腰椎は，常に強い圧力に耐えている．しかし，単に巨大な圧力に耐えるだけなら，ティラノザウルスの腰椎のほうがよっぽど大変な力学的ストレスを受けていた．しかし未だかつて，ティラノザウルスは椎間板ヘルニアのために絶滅したという説が提唱されたことはない．考えてみると，2本足で立っていて

も，巨大な尻尾とバランスをとるための単純な前弯しかない彼らの腰椎には，上半身の体重がまともにかかってくることはない．それにひきかえ，後弯しているヒトの腰椎には，2本足で立つと，上半身の全体重がズシリとかかってくる．だから，相対的にいえば，ヒトの腰椎のほうがティラノザウルスより重量ストレスが多いのではないだろうか．しかし何と言っても，神様がヒトの腰椎を動くようにしてしまわれたことが，悲劇を大きくしてしまった．そして，この目的のために使われた椎間板は，頸椎のときと同じ，耐用年数がたかだか40年足らずの素材だったのである．これではたまらない．毎日毎日，腰をひねったり，身を屈めたり，そっくり返ったりするたびに，固い腰椎の間に挟まれた椎間板は，すりこぎとすり鉢ですられるようにして，次第にすりつぶされて弾力を失い，ちょっとした圧力がかかっただけでも簡単にヘルニアを起こして，椎骨の間からはみ出してしまう．これは，明らかな設計ミスである．巨大なティラノザウルスは腰をひねったり，そっくり返ったりできなかった．しかしこの不便さゆえに，彼らは気の遠くなるほどの長い時間にわたって，繁栄できたのではないだろうか．動きやすい便利な腰椎を作っていただいたヒトには，かれらほどの時間を生き延びるのは難しい．支持と運動，この力学的矛盾が解決されないままに，一つの種が繁栄し続けることは不可能だろう．そもそも，直立なんかできるはずのない構造のまま，2本足で暮らし始めてしまったヒトの創造そのものが，神様の大きな失敗であったのかもしれない．

　それにもかかわらず，自分の腰椎がそんな手抜き設計である

ことに，ヒトは驚くほど無関心だ．それを象徴するのがスポーツである．おおよそ，スポーツなどといったもののほとんどは，腰椎の椎間板をすりつぶすためにするようなものだ．そうでない例外は，水泳ぐらいなものだろう．テニス好きの人たちは，コートの上で走り回り，腰椎の味噌すり運動をしながら，椎間板の微小損傷をせっせと溜め込んでいる．常日ごろ「スポーツは身体に悪い」と主張している私にとっては，これは信じ難い自己破壊の営みなのである．そんな人々に出会うごとに「こんなひどい労働に耐えねばならないんだとしたら，椎間板なんかに生まれてくるんじゃなかった」と嘆き続ける悲運の軟骨たちの代弁者として，私は敢然として，反スポーツキャンペーンに立ち上がる決心を新たにする．「担ぐな，ひねるな，反るな，屈むな」という標語を掲げ，私は椎間板のために闘うのだ．それが，神様の失敗を知った私の義務なのである．

　実は，かく言う私自身，この神様の四番目の失敗のため，何度も苦しい目にあってきた．それは全て，庭や畑の草むしりで起こったことである．夢中で雑草と闘っている最中，腰の後ろ側にガクッと息が止まってしまうかというほどの激しい痛みが襲ってきて，全く動けなくなり，庭の芝生の上や畑の草の上に横たわるしかなくなってしまう．それでもこのままではいかんと，這いずるようにして家の中に入り，やっとのことで寝室のベッドにたどり着く．そこで，ほっとして横になったはいいが，少しでも体を動かすとズキーンという強い痛みが腰から下肢にかけて走り，思わず叫び声が出てしまうような状態で，身動きも出来ず，数日間をベッドの上で過ごしたことが何度となく繰

り返された．こんな時はともかく局所安静が一番と，保存的治療に励んだ結果，幸いにも毎回，痛みからは完全に解放されて今日に至っている．

　こんなエピソードを繰り返している時，ベッドの上で天井ばかり眺めながら考えていたのは，私に生じた椎間板ヘルニアの発生メカニズムである．私のこれまでのエピソードは，すべて草むしり，すなわち前かがみでしゃがんだ姿勢で，作業を続けた時に起こっている．これが，何か重いものを持ち上げようとして起こったのなら，ヘルニアの発生メカニズムは明快である．硬い脊椎骨にサンドイッチ状に挟まれた椎間板は，上半身に重量がかかれば，脊椎骨でギュッと強く挟まれ，外に飛び出してしまう．これは丁度，2枚のトーストの間に目玉焼きを挟み，それを一口で食べようと，両手でぐっとトーストを押さえつけたようなものである．2枚のトーストの間からは，黄身がドロリと垂れてくるのは必定である．ところが，前傾姿勢だと，上下に隣り合った脊椎骨には相互に引き離す力が生じるわけだから，椎間板には圧迫力がかかるわけがない．こう考えていた私には，前傾姿勢のみで椎間板が飛び出した理由が，理解できなかったのである．

　この疑問に明確な答えを出してくれたのは，福島県立医科大学整形外科の菊地臣一教授（現同大学学長）のテレビ番組だった．菊地先生の研究グループは，脊椎を前傾した時の脊柱起立筋の作用を細かく分析した．背骨を前傾すると，上体が前方に大きく傾き，脊柱には前方に回転するモーメントがかかる．これに抗して，脊柱が前に倒れこむことを防いでいるのは，脊柱

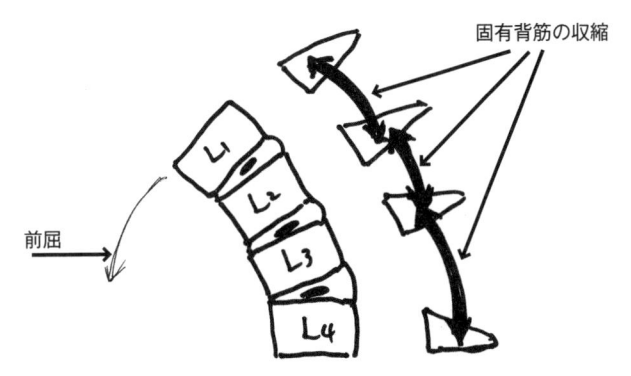

図38：体を前屈すると固有背筋が収縮する

の後側にあって，脊柱を後方に反らす力を発生する脊柱起立筋である．菊地先生によれば，脊柱起立筋には，強い張力が発生するという（**図38**）．脊柱起立筋は，腰骨と脊椎骨，あるいは脊椎骨同士の間につく筋肉であるから，こうして生じた張力は，隣り合った脊椎骨同士を強く引き付ける力になる．すなわち，前傾姿勢をとると，椎間板には強い圧迫力が加わるということになり，その結果として，椎間板はヘルニアを生じるに至る．この番組を見たことによって，私は自分の椎間板ヘルニアの発生メカニズムを完璧に理解できたと思った．そして，草むしりにおけるヘルニア予防策を，私なりに編み出した．

それは別段難しい方法ではない．菊地先生によれば，前傾姿勢の時に生じる上体の前方回転モーメントが，脊柱起立筋の強い収縮を生じ，これによって椎間板に圧迫力がかかるというわけであるから，前屈姿勢による上体の前方回転モーメントを，脊柱起立筋以外のもので支えさえすれば，椎間板への圧迫は加

わらないはずである．そこで，草むしりの時には，左手に短い木切れやシャベルを持って，これを地面に立て，前かがみになる時はこの支持棒に手をついて，上半身の体重をここにかけるようにした．こうすれば，脊柱起立筋の過重労働は避けられると思ったからである．この方法は有効のようである．私が,「草むしり後再発性腰椎ヘルニア」で最後に動けなくなったのは2009年秋であった．その後，菊地理論による腰椎椎間板ヘルニア予防策をとるようになってから，今に至るまで，痛みで動けなくなるような急性増悪は全く生じていない．

◆参考文献
1) 菊地臣一：腰痛．医学書院，東京，2003．

第27話

足を見る

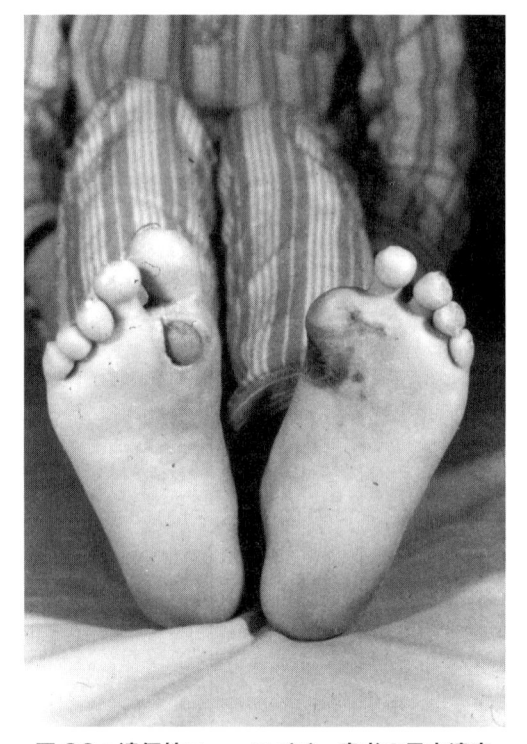

図39：遺伝性ニューロパチー患者の足底潰瘍
高度の感覚障害は，このような重大な結果につながることに注意

その原因が何であれ，痛みだけは取り除いて欲しいと言うのは，すべての患者さんに共通の訴えである．医の歴史の中で，痛みとの闘いほど古くから続けられてきたものはないが，今日でもなお痛みを完全に征服するには至らず，われわれは様々な痛みに苦しみ続けなければならない．「この痛みさえなければ・・・」と嘆きつつ，これに耐えなければならないのはみじめである．私自身の痛み体験のうち，最も強烈に記憶に残っているのは，角膜びらんによって生じた激しい痛みである．その激痛は，もう40年以上も前，当直のアルバイトをしていた小さな場末の病院で突然始まった．数日前から片方の目にごみが入ったように感じていたのが，その晩急に痛みに変わったのである．夜間救急の患者さんを診察しながらも，ひっきりなしにポロポロと涙がこぼれ，痛みのために目を開いていられなかった．そしてその晩，痛みのために眠ることができないという苦しみを，生まれて初めて味わった．どうにも我慢できず，病棟の看護師さんから消炎鎮痛薬を1錠もらうと，やっと痛みが和らいで眠ることができた．翌日大学病院で眼科の教授に診ていただいたところ，流行性角結膜炎（epidemic kerato-conjunctivitis），すなわち流行り目と診断され，「ここまで放っておく奴は最近じゃ珍しいな」とあきれられた．それ以来しばらくの間，眼科の外来に行くたびに，受付のおばさんたちから「EKC（epidemic kerato-conjunctivitis の略）の先生」と，不名誉な名前で呼ばれることになってしまった．

　このような，いとも辛い痛みに苦しんだときには，痛覚などという要らぬものを与えてくださった神様を恨みたくなってし

まう．EKC を放っておいたために角膜びらんを生じ「この痛みさえなければ」との叫びを発しながら，そう思った私ではあったが，痛みのない世界の凄惨さを知ると，今度はこの痛みに感謝したくなるのである．

　私が痛みを失うことの悲惨さに気がついたのは，ハンセン病の診療に参加したことがきっかけとなった．当時米国留学から帰国したばかりの私には，時間の余裕と旺盛な好奇心があった．そのとき，月1回ハンセン病療養所に応援に行って欲しいと医局長から言われた．私はそれまで，パリに学んだときに1例，アメリカでもう1例と，たった2例のハンセン病患者しか診たことはなかったのだが，医局長に，君以外の医者は誰もハンセン病を診たことがないから，君が最も経験があるんだと言われた．そんなことから，この不思議な病気の世界に足を踏み入れると，神様が痛みを与えてくださった理由が本当によく理解できるようになったのである．その中で特に印象に残ったエピソードを紹介しよう．

　A さんは，両手の手指が屈折したままになっており，伸展ができなかった．しかし，どうも運動麻痺による屈曲拘縮とは違っているようだった．それは，手掌の火傷で生じた皮膚のひきつれだったのである．話を聞くと，昔，火鉢でスルメを焼いていたときに受けた火傷の跡だったということである．焼き網の上にスルメを乗せて焼いていると，スルメが丸まってくるので，これを掌で網にぴったりと押し付けて焼いたのだと言う．「ちっとも熱くないから平気だったけど，気がついたら手も焼けてたよ．」痛みのない部分を，火傷は容赦なく襲う．

Bさんは，発症後30年という長い病歴を有する患者さんだったが，右の総腓骨神経麻痺と，両手の一部に生じた狭い領域の痛覚消失のみがみられる程度の，比較的症状の軽い方で，月1回外来に通院していた．ある日「どうも左目がかすんで見えにくい」と訴えるので眼科で診てもらうと，「角膜に細かい鉄片がいくつか刺さっているので，磁石を使って除去しました」との返事であった．そこでもう一度よく診察すると，両側の角膜の感覚はほとんど消失していた．私があれほど苦しんだ痛みを，まったく生じることのなかったBさんは，そのためにうっかりすると視力を失ってしまうところだったのである．"ハンセン病"では顔面神経がおかされて兎眼になることが多いので，角膜損傷は珍しくないが，Bさんでは顔面筋は正常であったため，私も油断していた．角膜にも痛覚だけはあるということの重大な意味を，つくづく考えさせられた．

　C君は，発症後数年しか経っていない若い患者であり，運動麻痺や筋萎縮はなかったが，表在感覚の低下は四肢全体に広がっていた．あるとき，彼の大腿側面に，筋膜まで達するほどの真ん丸な穴が開いているのを見せられ，私は仰天してしまった．入浴中，湯の湧き出し口にしゃがんでいたために受けた火傷であるという．「熱くなかったの？」と尋ねる私に，彼は「熱くなかったけど，風呂から出てみたら，色が変わっていた」と答えた．

　痛みには，大きく分けて二つのものがある．その一つは，痛みの受容器を介して生じる侵害受容性の痛み（nociceptive pain）であり，他方は，神経損傷により，通常の痛みの受容器

を介することなく生じる，神経原性の痛み（neurogenic pain）である．後者は自然条件下の現象ではなく，まったく必要ない痛みであるが，前者の痛みは文字通り，侵害刺激から身を守るために必要な能力である．侵害受容性の痛みを失ったことから生まれる凄惨さを知れば，痛みがいかに必要であるかがわかる．侵害受容性の痛み，すなわち正常の痛覚を失った患者は多い．ハンセン病に限らず，糖尿病性ニューロパチーなどさまざまな末梢神経障害や脊髄空洞症などの脊髄疾患では，痛覚消失で外傷や火傷を負い，四肢の切断や変形などの取り返しのつかない事態に至ってしまうことが少なくない（**図 39**）．特に，下肢の感覚障害のある場合には，足底や足趾などにひどい怪我をしていても，本人はまったく気がついていないことがしばしばみられる．そんな可能性のある患者さんに，私はいつも「1 日 1 回，足を見ましょう」と指導している．失われた痛覚に代わって視覚により外傷や火傷の存在に気づく必要性があることを，きちんと自覚することが，悲惨な結果を生み出さぬために必要なのである．

◆参考文献

1) 岩田　誠：ハンセン病における末梢神経障害．"総説現代ハンセン病医学"，大谷藤郎（監修），牧野正直，長尾榮治，尾崎元昭，畑野研太郎（編）．東海大学出版会，東京，2007, pp 228-240.
2) 岩田　誠：痛みの無い世界．ペインクリニック **26**: 1187-1188, 2005.

第28話

ねじれた後脚

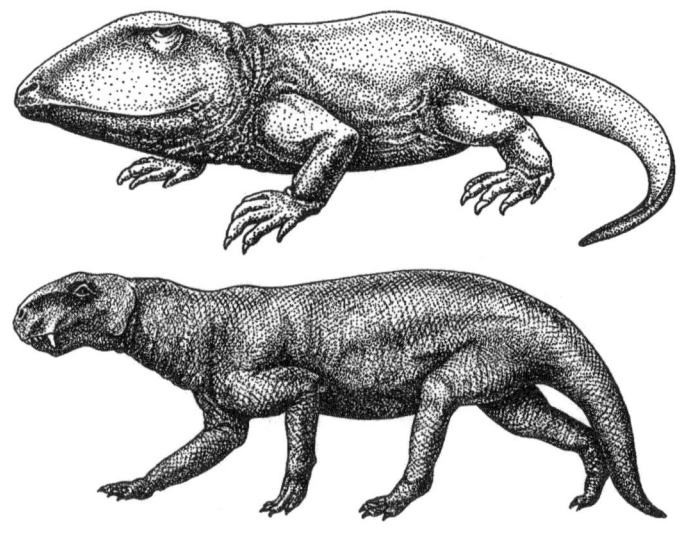

図40：ねじれた脚

上はペルム期の原始爬虫類（Ophiacodon），下は同じくペルム期の哺乳類型原始爬虫類（Lycaenops）

（Romer AS: The Vertebrate Body, Shorter Version, 3rd ed, Saunders, 1963, p 55, 68 より）

脊椎動物の体肢が2対，すなわち4本であることは，進化史上魚類の時代にすでに決定されてしまったことであって，未だかつて例外は無い．ただ，その形は動物の種類によって様々な変容を示している．体肢の原型を獲得した魚類ではそれは2対の鰭（ひれ）であったし，鳥類では前方の1対は翼に変わってしまった．しかし，胴体から左右に飛び出した突起の数は，すべて2対4本である．これに対し，昆虫では，腹側に突出した体肢が3対6本あるのに加えて，背中側から飛び出した羽が2対4本あるのが普通だから，脊椎動物流に数えれば，合計5対10本の突起があるということになり，とても太刀打ちできない．クモやタコ，イカなども，足の多いことで知られた動物だが，4対から5対の突起ということだから，昆虫は数においてひけをとらない．しかしさすがの昆虫も，手足の数という点では，ヤスデやムカデには脱帽することだろう．

　この点において，奇異な感じがして仕方ないのは，ギリシア神話に出て来るケンタウルスと，キリスト教に登場する天使の姿である．ケンタウルスには，馬のような2対4本の足と，ヒトと同じ1対の上肢があるから，体肢の数は3対6本となり，昆虫の足の数と同じだが，翼は無いので昆虫には分類できない．天使の場合は，2対4本のヒトと同じだけの体肢を持ちながら，更に通常は1対2枚の翼をもつから，やはり体肢の数は3対6本である．しかしこの場合も，昆虫の形態とは大きく異なっている．ケンタウルスや天使における3対6本の体肢様突起というものは，生物学的な形態の原型から外れた極めて異様な姿であり，私にはなんとなく違和感が感じられてな

らない．同じギリシア神話に登場する獣身の存在であるパンは，蹄を持ったヤギの下肢と，ヒトの上肢を持ち，体肢の数は2対4本であるから，違和感が感じられない．この点，仏教の経典や絵巻にしばしば登場する迦陵頻伽（かりょうびんが）も，通常頭部だけがヒトと同じであり，胴体から突出する体肢は，1対の翼と1対の下肢，すなわち2対4本であるから，脊椎動物の原型にぴったり当てはまっていて，違和感がなく自然である．

　テレビの子供番組では，何とかライダーとか，何とかレンジャーとかいった正義の味方が，様々な怪獣・怪人と闘っている．これらの番組に出て来る怪獣・怪人の中には，体肢の数を数えると脊椎動物でも，昆虫でもないようなものが少なくない．怪獣・怪人を動物学的に分類する必要はないのだろうが，私が子供の頃に出会った，ゴジラ，アンギラス，モスラ，ガメラなどの懐かしい怪獣たちの中には，動物学上の形態の原型から逸脱したものは居なかった．あの頃の怪獣たちと私たちヒトとは，何か共存していけそうな感じがするのだが，昨今のテレビに登場する怪獣・怪人の中には，動物形態学の原型とは相容れない姿のものが多く，共存の手立てを模索しようという考えは生まれてこない．私たちヒトには，生き物の形態に関する直感的な認知能力があり，それがヒトとヒト以外の生物との精神的距離感を生じさせているのではないかと思われる．

　動物の形態に対するそのような直感の中で，私がずっと以前から面白いと思っているのは，哺乳類における後脚のねじれである．魚類から進化した両生類が，水の中から陸上に這い上

がった時,彼らの四肢は,胴体から真横に突き出した突起となって,その胴体の重みを支えた.それらの突起はいくつかの関節によって繋がれた複数の部分を横につなぎ合わせた形をしており,その腹側にはこれらの関節を屈曲して,体が地面につかないように突っ張っている筋肉群がついていた.これに対し,これらの体肢の背側には,体肢の関節を伸ばす筋肉群がついていた.前者は,屈筋群と呼ばれ,後者は伸筋群と名付けられている.両生類時代から爬虫類時代までは,前脚と後脚の役割りは似たようなものだったので,前後の脚の形はほとんどおなじで,両方とも胴体から真横につきだしていた.彼らは,前後の脚を横に出し,屈筋を使って四肢を屈曲させ,胴体を地面から浮かせた形で,地上に上がってきた(**図40上**).

　この形を大きく変えたのは,恐竜たちだった.ティラノザウルス型の恐竜が2本脚で立ち上がった時,2本の後脚は90度ねじれて,それまで背中側にあった伸筋群は,体の前側を向くようになったのである.こうなることによって,胴体を支えるやり方と,前進する方法が全く違ってきた.横に突き出た突起としての脚を使って胴体を浮かせ,かつ前に進むというやり方では,一足進むごとに胴体のねじれを生じざるを得ない.そのため,前進する時の軌跡は直線にはならず,うねうねとくねった軌跡を描いてしまう(**図41**).ところが,90度ねじれた後脚ならば,胴体を下から支えることが出来るし,後脚を交互に動かしても,胴体のねじれを生じることはない.ねじれた後脚を獲得したことによって,ティラノザウルスは,胴体をくねらせることなく,2本脚で立ち上がり,まっすぐ前進できるよう

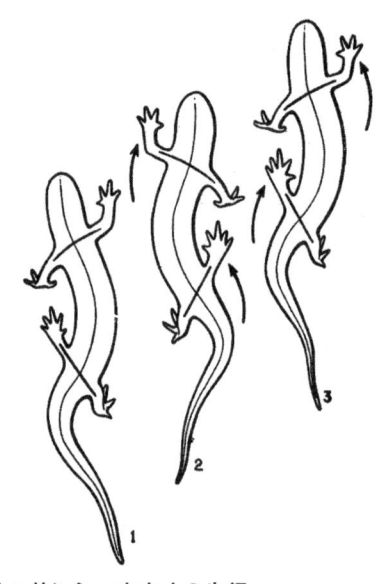

図 41：サンショウウオの歩行
(Romer AS: The Vertebrate Body, Shorter Version, 3rd ed, Saunders, 1963, p148 より)

になった．そして，この体型は鳥に引き継がれていった．一方，四足歩行を続けた爬虫類もまた前後脚のねじれを獲得し，四足歩行をしても，もはやイモリやサンショウウオのように胴体をくねくねとひねることなく，真っ直ぐに歩き，走ることが出来るようになった（**図 40 下**）．前後脚に生じたこのねじれは，四足歩行する通常の哺乳類にも受け継がれていった．

ところが，霊長類に至って，前脚のねじれが消えていくという，いま一つの大きな変化が起こった．通常の哺乳類の前脚は，ねじれた位置にあるので，前後にはよく動くが，前脚を左右に

広げる運動は制限されてしまっている．これに対し，霊長類は，その前脚を左右に大きく広げることが出来る．これは，前脚のねじれが再び消失したことを意味している．それどころではない，霊長類に至る哺乳類の進化で最後に登場したヒトにおいては，上肢と下肢とはまるで正反対を向いているのだ．ヒトがごく自然に前向きに立った時，上肢ではその屈筋側が見え，下肢では反対にその伸筋側が見える（**図42**）．このことは，ヒトにおいては，上肢は横に突き出た前脚の原型を保っているのに対し，下肢は恐竜が獲得してくれた，ねじれた後脚という遺産を引き継いだことを意味している．ヒト，特にヒトの子供たちは，恐竜が好きだ．私も，恐竜の姿には親近感を覚えるのだが，そのような恐竜好きの心理の奥底には，体肢の形態の類似という

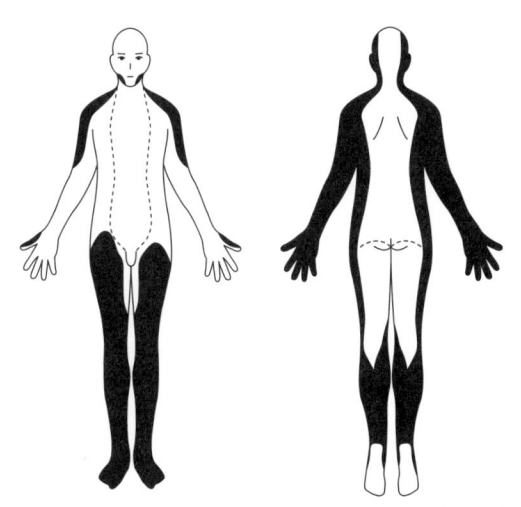

図42：ヒトの体肢における伸側（黒塗り部分）と屈側

事実があるのではないだろうか.

◆参考文献
1) Desmond AJ: The Hot-Blooded Dinosaurs. Warner Books, A Warner Communications Co, 1977.
2) Romer AS: The Vertebrate Body, Shorter Version, 3rd ed. Saunders, Philadelphia and London, 1963, pp 151-171.

第29話

足の裏を擦りたい
わけ

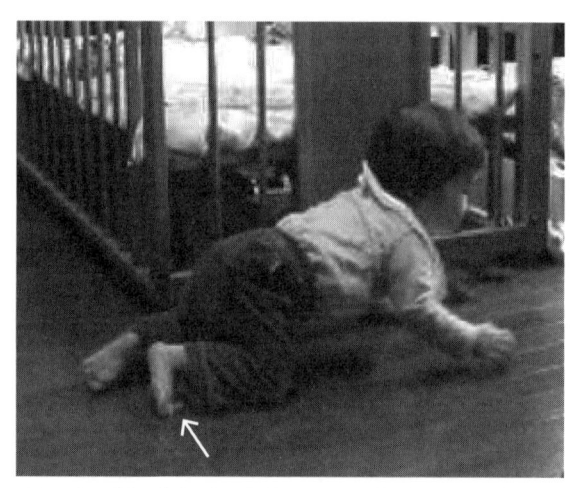

図43：這いだし時に見られる足の親指の背屈（矢印）

神経内科の診察では，足底をピンなどで擦る時に生じる足底反応の観察を欠かすことはできない．足底の外縁を，踵の方から小指の付け根にかけてこうして刺激すると，健常者では足指，特に母趾が足底側に屈曲（底屈という）するのに対し，大脳皮質運動野から下行して脊髄の運動神経細胞に随意運動の命令を伝える錐体路の病変がある患者では，母趾が足背側に曲がる（背屈という）．この背屈現象は，その発見者であるバビンスキー（Babinski）の名を冠して，バビンスキー反射，あるいは足底反応のバビンスキー徴候，と呼ばれている．

　私の師匠，豊倉康夫先生は，1974 年の第 71 回日本内科学会総会において，宿題報告「バビンスキー反射」という講演をされた．この講演は，ノバルティスファーマ（株）から DVD として出されており，この反射に対する豊倉先生の深い考察の数々に，直に接することが出来る．それらの中で私自身が最も印象に残っているのは，新生児期に見られる生理的バビンスキー反射が，1 歳を過ぎてから消失し，屈曲型の足底反応が見られるようになるのは，歩行開始と関係するのではないかと述べておられることであった．このことが気になってはいたのだが，長い間，私自身でそれを確認する機会は得られなかった．それが可能となったのは，結婚した娘一家と一つ屋根の下で暮らすようになったからである．這い這いを始めるようになった孫の足底を，毎週 1 回定期的に擦って観察していると，最初のうちは殆ど常に足指は背屈し，バビンスキー反射が出ていたが，ある日急に，足底反応が屈曲型に変わった．それは，両手でものにつかまりながらも，踵を挙げて，つま先立ちをするよ

うになった時である．その時は，もちろんまだ一人歩きは出来ていなかった．歩行器につかまって数歩，よちよちと歩くと膝がくずおれてしまうという状態であった．しかし，つま先立ちが出来るということは，足指の底屈力がある程度強くなったことを意味している．つかまり立ちをするようになり，つま先立ちが出来るようになると，それまで出ていたバビンスキー反射が消えて，足底反応が屈曲型になるということは，もう一人の孫でも認められた．このように2例で同じことが観察できたため，バビンスキー反射の消失とつかまり立ちの開始とが同時に見られるということは，偶然の一致ではないと考えられたので，もっと沢山の赤ちゃんの足底を擦ってみたいと思ったが，中々その機会はなかった．

そんな時，偶々"ヒッポファミリークラブ"という，子供たちを7か国語で自由に会話させるという試みを続けている団体の方々と，言語獲得の過程について，様々なディスカッションをする機会を得るようになった．そんな交流の中で，乳幼児が言語能力を獲得していく様を観察しているお母さん方が，お子さん連れで来られる集会があるので，そこで何か話してもらいたいと頼まれた．よく聞いてみると，這い這いから歩き初めぐらいの赤ちゃんも，毎回何人か集まるとのことである．この願ってもない機会に私が行った講演のタイトルは，「私が赤ちゃんの足の裏を擦りたいわけ」というものであった．私は，次のような話をした．

神経内科の診察の中で最も大切な手技の一つは，足の裏を擦ることであり，その時に足の親指が足底の方に曲がるか，足の

甲の方に反り返るかが，運動系の病気が有るか無いかを決める大切な所見である．ところが生まれたての赤ちゃんでは，病気が無くても足の親指は足の甲の方に反り返る．健常な赤ちゃんでこれが足底の方に曲がるようになるのは，大体1歳を過ぎてからである．自分の2人の孫の足の裏を毎週1回擦って観察してきたところによると，つかまり立ちが出来るようになると，甲の方に反り返っていた親指が，足底の方に曲がるようになると思われる．しかし2例では心もとないので，もっとたくさんの赤ちゃんの足の裏を擦ってみたいのだ．

この話を聞いてくれたお母さんたちは，子供の言語発達を自らの子供で観察しようという，好奇心にあふれた方々ばかりであったから，ただちに，私にご自分の赤ちゃんの足の裏を擦らせてくれた．這い這いをしているお子さんと，やっとつかまり立ちが出来るようになった時期のお子さん，合計十数人の足の裏を，持参した爪楊枝の先で擦らせてもらった．そうすると，這い這いしかできない段階のお子さんは，全てバビンスキー反射を呈していたのに対し，つかまり立ちが出来るようになったお子さんでは，健常成人と同じ，屈曲型の足底反応を示した．やはり，足指屈筋の筋力が増大して，つかまり立ちが出来るようになると，バビンスキー反射は消えていくようである．

これと同時に気づいたのは，這い這いの時に頻繁に生じる足の親指の背屈である（**図43**）．座った姿勢から這い出すとき，這い這いで方向転換するとき，這い這いを止めて座位に戻る時などに，赤ちゃんの足の親指は甲の方に反り返るのである．よく見ていると，下肢全体を屈曲した時に，その側の足の親指が

甲の方に反り返り、ついでその下肢全体を進展しながら、足の親指を底屈させて推進力を出しているように思われる．このような足の親指の運動パターンは、健常成人の歩行時に見られるのとよく似ている．ヒトが２本足で歩くとき、前に蹴りだした下肢の親指は背屈し、ついでこの下肢を後方に動かして前方に進むときには、親指は底屈する．この話をしたところ、ヒッポの方から、それはあたりまえですよ．這い這いしてるとき、赤ちゃんは歩いているつもりなんですから、と軽くいなされてしまった．私にとって、それは極めて大きなインパクトをもつ言葉だった．這い這いする赤ちゃんは歩いているつもりなのだ．この言葉を聞いて、動物界の中で、なぜヒトの赤ちゃんだけが這い這いをするのか、という長年の疑問の答えが出たように思ったのである．

　動物の四足歩行と、ヒトの赤ちゃんの這い這いとは全く異なった移動形式である．両膝を地面につけ、足底を地に触れずに移動する這い這いは、ヒトの特技であり、ヒト以外のいかなる高等霊長類も、乳幼児期にこのような移動形式をとることはない．ヒトであっても、このような移動形式をとるのは、歩行開始前の数か月ほどの期間でしかない．しかし、這い這いの能力が失われることはなく、成人になっても這い這いをすることは出来る．特に下肢近位側の筋力が低下したりした場合には、積極的に這い這い形式の移動方法を採用することも少なくない．こうして考えると、まだ下肢筋力が十分に強くなっていない赤ちゃんの段階で這い這いをするのは、歩行の神経回路を使い始めたことを意味するのではないだろうか．さすれば、この

段階で，盛んに足の親指が背屈することの説明がつく．もっと大胆な仮説を述べるとすれば，バビンスキー反射，すなわち足底反応における親指の背屈現象は，ヒトにおける二足歩行の神経回路に内在する現象ではないかと考えられる．ヒトが立位をとるようになり，足底で体重を全面的に支えなければならなくなると，足底に触覚刺激が加わるたびに，足指の底屈筋は収縮して立位の安定を図るようになる．これが，健常成人に見られる屈曲型の足底反応を示す神経回路であり，その発達によって，二足歩行に内在する神経回路としてのバビンスキー反射は，陰に隠れてしまうのではあるまいか．

　こう説明すると，次には，錐体路が障害されたときにバビンスキー反射が現れるのはなぜか，という疑問が生まれてくる．この疑問に対しては，全くの仮説としての答えを用意するしかない．二足歩行の神経回路は自動的な運動を行う神経回路であるから，大脳皮質ではなく，もっと下位の構造によって実現されているものであり，歩行以外の様々な随意動作を行うために用意されている大脳皮質由来の錐体路は，原則的には二足歩行の神経回路に抑制をかけているのだろう．したがって二足歩行の神経回路に組み込まれているバビンスキー反射もまた，錐体路によって抑制されているのではないだろうか．このように考えれば，錐体路障害によってバビンスキー反射が出現してくることをうまく説明できる．

◆参考文献

1) 豊倉康夫:バビンスキー反射(豊倉康夫先生ご講演 DVD). ノバルティスファーマ, 東京, 2006.
2) 岩田　誠:Babinski と錐体路症候. 運動障害 **21**: 43-48, 2011.
3) 岩田　誠:脳からみたヒトの発達."発達と脳—コミュニケーション・スキルの獲得過程", 岩田　誠, 河村　満(編). 医学書院, 東京, 2010, pp 3-15.

第30話

ヒトの尻尾

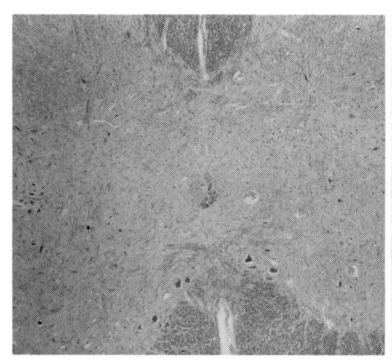

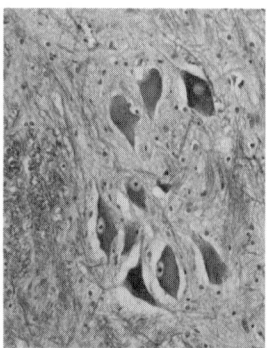

図44：肛門挙筋支配運動ニューロン
左：健常者第3仙髄前角内側部の大型運動ニューロン
右：直腸切断例における第3仙髄前角内側部の大型運動ニューロンの軸索反応

哺乳類の最後尾は，文字どおり尻尾であるが，ヒトは尻尾を失ってしまって久しい．たまに尻尾をもったヒトが生まれることがあるそうだが，例外中の例外といえるものである，筆者もいまだそのようなヒトに出会ったことはない．しかし，ヒトの尻尾は本当に跡形もなく消えてしまったのだろうか．何か痕跡くらいは残っているのではないか，と尻尾の運命に思いを馳せてみると，尻尾そのものを失ったヒトでも，尻尾を動かす筋肉だけは残っていることに気がついた．四つ足で歩く動物は，骨盤の内面から起こり，尻尾で停止する腸恥坐骨尾筋（m. iliopuboischiocaudalis）という長ったらしい名前の筋肉があり，これが働くと，尻尾を横に動かしたり，下に下げたりすることができるということである．左右の腸恥坐骨尾筋の間には直腸があるが，四つ足動物では腹腔内容物の重量を支える必要がないため，この筋肉と直腸の間には隙間がある．しかし，尻尾を捨てて2本足で立ち上がったヒトの胴体の下端には，全腹腔内臓器の重みがずっしりとかかってくるようになった．こうなると，少しの隙間も許されないことになる．ここの構造設計でちょっと手抜きをすると，神様の失敗として紹介したように，鼠径ヘルニアなどという困った問題が生じてくるのである．しかし，直腸が肛門となって身体の外に開く箇所の周りについては，このような意味では正に危機的な緊張をはらんだ領域として，創造の最初のときから十分に意識されていたため，神様もその設計については細心の注意を払われた．すなわち，もともとは尻尾を動かすために作られた筋肉を，肛門そのものにぴったりとくっつけてしまわれたのである．これによって，胴体の

底面は完全にシールされ，腹腔内から臓器がはみ出してくる隙間が消失した．尻尾を失ったお陰で，人間の最後尾は，肛門挙筋という完璧な床張りで支えられることになったのである．

　肛門挙筋はれっきとした骨格筋であるから，脊髄前角の下位運動ニューロンによって支配されている．肛門挙筋は人体における最も後方に位置する筋肉なのであるから，それを支配する運動ニューロンも，脊髄の最も後方にあるはずである．実際，動物実験ではこの支配ニューロンが仙髄尾側の前角内側部にあることがわかっている．しかし，ヒトでこの肛門挙筋の支配ニューロンを実際に確認した者はいない．

　肛門や尿道の出口には，外括約筋という，失禁を防ぐ骨格筋がついているが，この筋肉を支配する運動ニューロンの起始核が，第2仙髄前角にあるオヌフ核（Onuf's nucleus）という細胞集団によって支配されていることを最初に指摘されたのは，私の先輩である萬年徹先生であるが，そのきっかけとなったのは，あらゆる脊髄前角運動ニューロンをおかすが，外括約筋の機能だけはおかされない筋萎縮性側索硬化症では，オヌフ核のニューロンが選択的に残存しているのに，外括約筋の麻痺によって尿便失禁が生じることを主徴の一つとするシャイ－ドレーガー（Shy-Drager）症候群では，このニューロン群が選択的に消滅するということを発見されたためである．萬年先生は更に，この仮説を直接的に証明しようという意図のもとに，直腸癌で直腸切断を受けて亡くなった剖検例の脊髄を調べられ，オヌフ核のニューロンに，軸索を切断された下位運動ニューロンに特有の所見である軸索反応が生じていることを見出され

た．萬年先生によってなされたこれら一連の研究の重要性を大きく評価された豊倉康夫先生は，この核はオヌフ－萬年核（Onuf-Mannen's nucleus）と呼ばれるべきであると主張され，私に，そのように命名する論文を欧文で書くように命じられた．残念ながら，豊倉先生の生前には，そのような論文を書くことは実現できず，論文が完成したのは，豊倉先生の没後8年を経てからであった．

　私は，オヌフ核の研究のために萬年先生が作られた直腸切断例の脊髄標本を，自分でも観察させていただき，オヌフ核よりさらに尾側の，第3仙髄以下の前角内側部にある大型の運動ニューロンが，見事な軸索反応を生じているのに気がついた（**図44**）．早速，外科の先生にお願いしてこの患者の手術記録を調べてみると，直腸切断に際して，肛門挙筋の内側部分も切除されていることが確認できた．すなわちこの患者では，骨格筋のうち外肛門括約筋のすべてと肛門挙筋の一部が切除されていたのである．それとともに，それらの筋肉を支配していた下位運動ニューロンの軸索も切断されていた．そうなると，外肛門括約筋の支配ニューロンがオヌフ核にあることは既にわかっているので，この第3仙髄前角内側部で軸索反応を起こしている運動ニューロンは，肛門挙筋を支配するニューロンということになる．私が見つけたこれらのニューロンは，形は大きいが数は少なく，脊髄の最涯で軸索反応を生じている姿は，なんとなく寂しく見えた．ここは脊髄前角の最尾側なのだと思いながら，それらのニューロンを観察していると，鼻の先から尻尾までの世界一周旅行の涯に，世界の最南端フェゴ島に住むオナ族

の人々を発見したマゼランになったかのような気分になってきた.

◆参考文献
1) 萬年　徹, 岩田　誠, 豊倉康夫, 長嶋和郎:筋萎縮性側索硬化症(ALS)の仙髄前角の所見とその臨床的意義. 神経内科 3: 169-175, 1975.
2) 萬年　徹, 岩田　誠, 井上聖啓, ほか:筋萎縮性側索硬化症の仙髄病変, とくに Onuf 核の所見について. 神経進歩 21: 481-488, 1977.
3) Iwata M, Inoue K, Mannen T: Functional localization in the Onufrowicz nucleus in man. *Clinical Neuropathol* 12: 112-116, 1993.
4) Iwata M: Onuf-Mannen's nucleus. *Japan Medical Association Journal* 54: 47-50, 2011.

本書は 1995 〜 1996 年にかけサンド薬品株式会社 (現ノバルティスファーマ株式会社) の PR 誌「AOL-NEWS」に掲載したものを，大幅に修正・加筆したものです．オリジナルの原稿およびその付図の転載と修正を許可して下さったノバルティスファーマ株式会社，ならびに同誌編集ご担当者様に深く感謝致します．

岩田 誠（いわた まこと）

1942年東京生まれ．
東京大学卒．仏サルペトリエール病院，米モンテフィオーレ病院に留学．
1994年東京女子医科大学神経内科主任教授，2004年同医学部長．2008年同大学名誉教授．メディカルクリニック柿の木坂院長．
中山賞，仏日医学会賞，毎日出版文化賞，時実利彦記念賞特別賞を受賞．
日本神経学会名誉会員．日本自律神経学会理事長．米国神経学会外国人会員．仏国立医学アカデミー外国人会員．

著書・編書
『神経症候学を学ぶ人のために』（医学書院，1994）
『ペールラシェーズの医学者たち』（中山書店，1995）
『見る脳・描く脳 絵画のニューロサイエンス』（東京大学出版会，1997）
『神経内科医の文学診断』（白水社，2008）
『神経文字学 読み書きの神経科学』[共編]（医学書院，2007）

など多数

中山書店の出版物に関する情報は，小社サポートページを御覧ください．
http://www.nakayamashoten.co.jp/bookss/define/support/support.html

鼻の先から尻尾まで 神経内科医の生物学

2013年 5月31日	初版第1刷発行	〔検印省略〕
2013年 7月10日	第2刷発行	
2013年12月25日	第3刷発行	

著　者────岩田　誠

発　行　者────平田　直

発　行　所────株式会社 中山書店
　　　　　　　〒113-8666　東京都文京区白山 1-25-14
　　　　　　　TEL 03-3813-1100（代表）　振替 00130-5-196565
　　　　　　　http://www.nakayamashoten.co.jp/

DTP────クニメディア株式会社

装丁────木村　凛

印刷・製本────株式会社シナノ

ISBN978-4-521-73706-5

Published by Nakayama Shoten Co., Ltd.　　　　　　　　　　　Printed in Japan
落丁・乱丁の場合はお取り替え致します　　　　　　　　　　　©Iwata Makoto 2013

- 本書の複製権・上映権・譲渡権・公衆送信権（送信可能化権を含む）は株式会社中山書店が保有します．

- **JCOPY** ＜(社)出版者著作権管理機構　委託出版物＞

  本書の無断複写は著作権法上での例外を除き禁じられています．複写される場合は，そのつど事前に，(社)出版者著作権管理機構（電話 03-3513-6969, FAX 03-3513-6979, e-mail: info@jcopy.or.jp）の許諾を得てください．

- 本書をスキャン・デジタルデータ化するなどの複製を無許諾で行う行為は，著作権法上での限られた例外（「私的使用のための複製」など）を除き著作権法違反となります．なお，大学・病院・企業などにおいて，内部的に業務上使用する目的で上記の行為を行うことは，私的使用には該当せず違法です．また私的使用のためであっても，代行業者等の第三者に依頼して使用する本人以外の者が上記の行為を行うことは違法です．